奇妙食疗方 小病一扫光

唐先平 主编

中国纺织出版社有限公司

图书在版编目（CIP）数据

奇妙食疗方　小病一扫光 / 唐先平主编 . -- 北京：
中国纺织出版社有限公司，2025.6. -- ISBN 978-7
-5180-0083-8

Ⅰ . R247.1

中国国家版本馆 CIP 数据核字第 2024LS7943 号

责任编辑：舒文慧　　　　　特约编辑：吕　倩
责任校对：高　涵　　　　　责任印制：王艳丽

中国纺织出版社有限公司出版发行
地址：北京市朝阳区百子湾东里A407号楼　邮政编码：100124
销售电话：010—67004422　传真：010—87155801
http://www.c-textilep.com
中国纺织出版社天猫旗舰店
官方微博 http://weibo.com/2119887771
天津千鹤文化传播有限公司印刷　各地新华书店经销
2025年6月第1版第1次印刷
开本：710×1000　1/16　印张：12
字数：194千字　定价：68.00元

　　越来越多的人开始关注自己的身体健康和生活质量，美丽、健康、长寿已被列入人们最为关注的话题之列。

　　事实上，很多人对保健和养生的认识存在着误区。一些人以为，工作累了，压力大了，熬夜多了，吃点保健品和补品调理调理就好了，全然不管这些保健品是否适合自己；或者为了减肥只喝水不吃饭……这样的观点很害人。我们知道，要想身体健康，首先要养成良好的生活习惯。其次是在日常生活中也要注意多学习科学的养生保健理念与知识，真正懂得科学养护、调理自己的身体。

　　中医养生奥妙无穷。中医学中，蕴含着大量珍贵、实用、方便、有效的养生方法和技巧，这些方法和技巧是我们的祖先一辈一辈地实践过的，再总结、归纳、吐故纳新；它们安全、绿色、不良反应相对较低，更难得的是便于操作又经济实惠；历经了千年的传承，历久弥新。它们是我们日常调养身体、防病治病的随身医师。

　　食疗，作为中医养生中的重要组成部分，其概念源远流长。在《黄帝内经》中就有"五谷为养，五果为助，五畜为益，五菜为充"的记载，这表明古人已经认识到食物对于人体健康的重要性。食疗的核心在于利用食物的性味和归经，通过合理搭配和烹饪，来调节人体的阴阳平衡，达到预防和治疗疾病的目的。

　　食疗治病的概念，并不是简单的"吃啥补啥"，而是一种系统的、科学的、个性化的治疗方法。书中的食疗方都是经过精心挑选和科学验证的。我们不仅考虑了食物的营养价值，还充分考虑了食物的性味归经，力求使每一种食疗方都能发挥出最佳的养生效果。

每一种食疗方，我们都配有详细的制作方法和食用建议，使读者能够轻松上手，快速掌握。同时，我们还针对不同的体质和疾病，提供了个性化的食疗建议，使读者能够根据自己的实际情况，选择最适合自己的食疗方案。

当然，食疗不能代替药物。对于一些严重的疾病，还需要依靠药物和手术等治疗手段。但是，食疗可以作为这些治疗手段的有益补充，帮助我们调理身体，加速康复。

总之，食疗是一种古老而又现代的养生方法。它简单易行，安全有效，是我们每个人都应该掌握的健康法宝。我们相信，通过阅读这本书，读者不仅能够获得丰富的食疗知识，更能够树立起正确的养生观念，学会用科学的方法，调理自己的身体，享受健康、快乐的生活。

编者

2024年9月

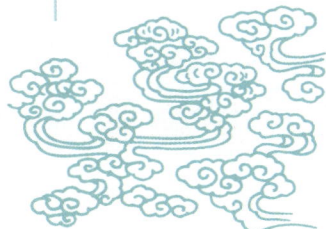

目录

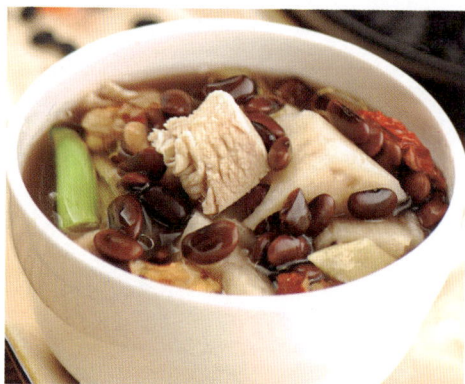

第二章　亚健康对症食疗

第三章 **内科疾病对症食疗**

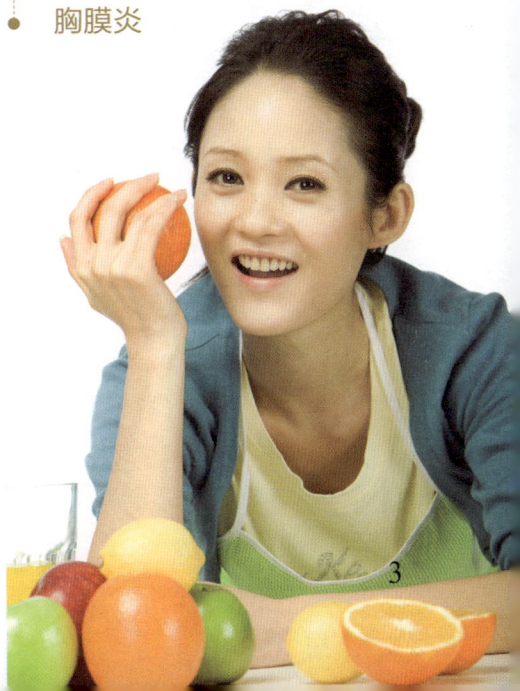

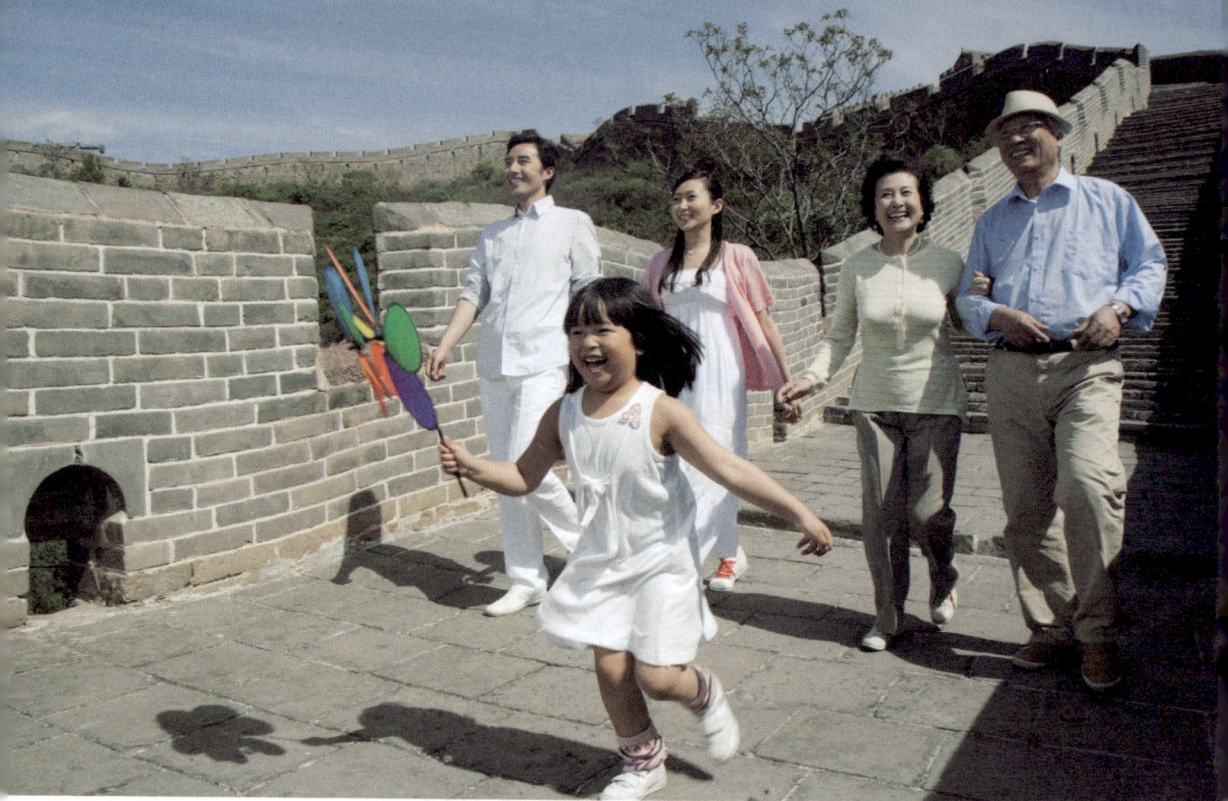

第四章 外科疾病对症食疗

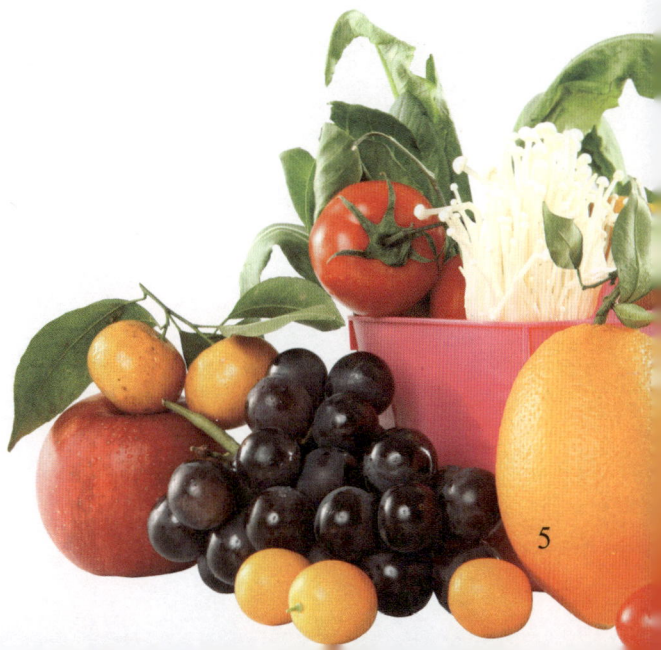

第七章 妇产科疾病对症食疗

第八章 男科疾病对症食疗

第九章 儿科疾病对症食疗

第一章

安身之本，必资于食

古人很早以前就提出了『五谷为养，五果为助，五畜为益，五菜为充，气味合而服之，以补益精气』的饮食原则。到了唐代，医药学家孙思邈则进一步提出了『安身之本，必资于食』的食补主张。可见，吃对食物，与人体健康息息相关。

食疗的发展史

我国现存最早的药学专著《神农本草经》记载了许多可用作食疗的材料，如大枣、生姜、薏米等，为我国食疗养生奠定了丰富的理论基础。

战国时期起，我国医学典籍《黄帝内经》则对如何食疗养生有了更详细的记载。比如《素问》中记载："经络不通，病生于不仁，治之以按摩醪药。"醪药即为药酒。这句话的意思是说，经络运行不畅，就会导致肌肤麻木，治疗宜用按摩和药酒。可见，早在公元前我国医学家们就懂得用药酒来治疗疾病了。

东汉时期，人们对如何利用食疗进行养生有了新的发展。东汉名医张仲景所著的《伤寒杂病论》中，就记载了很多用食疗进行养生的名方，如桃花汤等。

隋唐时期的医学家秉承前人的医学传统，将食疗养生继续发扬光大。药王孙思邈博采群经和各家方书撰成的《备急千金要方》和《千金翼方》中均记载了一些食疗方。如"五十以上，四时勿缺补药，如此乃可延年，得养生之术尔"，强调服用补益中药，以达到保健养生的目的。

到了宋代，由于蒸馏法酿酒的发明，乙醇含量大大增高，药酒制作由传统的发酵法变为以浸取法为主，因此大大提高了药酒的疗效。

明清是食疗养生发展的鼎盛时期，也是食疗养生内容创新最多、发展速度最快的时期。在这一时期，人们对于食疗养生的理论有了进一步的阐述，具体方法也日趋完善。如明代名医李时珍通过总结前人的医学理论，长期走访民间百姓，并结合自己的从医经验，编著了《本草纲目》一书，收录了更多食疗方。书中载有"耐老""增年"的中药就达237种，"轻身""益寿""延年"的医方则有390多个。清代赵学敏著《本草纲目拾遗》，其中所载中药食疗方更达到921种。

随着食疗养生发展至今，不同季节、不同体质的人不但有各自不同的食疗方，而且针对不同的病症也有不同的食疗方案，如专门针对五官疾病的食疗方等。可见，用食疗进行养生治病的方法既是我国中医学宝库中的一块灿烂艳丽的瑰宝，也是我国养生学宝库中的一颗光辉夺目的明珠。

食疗的四大养生功效

制作食疗方的材料不同，其功效也会有所区别，但总体而言食疗属于一种温和的调理性养生方式，具有多种养生功效。

预防疾病

疾病重在预防，不同的季节患的疾病是不一样的，但如果每个季节都能做到合理膳食，就能达到预防疾病的目的。

例如，春季常食菠菜、菊花可以起到养护肝脏的作用；夏季吃荷叶、莲子、绿豆可清热解暑；秋季吃沙参、玉竹可以利脾养胃；冬季吃生姜可提高抗寒能力。

因此，常用对身体有益的食材烹制膳食，在一定程度上可起到长期防病的作用。

调和气血

食疗养生重在滋补与调理，特别是儿童、中老年人、孕产妇及体弱多病者更需要日常的饮食调理。比如，可以根据这些人群的年龄特点、体质特征及身体各个器官的具体状况用食

疗来进行调理与养生，从而达到保健与养生的目的。

再比如，虚性体质的人更需要滋补，但如果能配以一些相关的食物进行对症调理，并坚持长期食用，通过阴阳气血的调和，也会取得意想不到的效果。

美容养颜

美容养颜是很多女性追求食疗养生的目的之一。中医认为，美容养颜与人体的五脏六腑、气、血、津液都有着密切的联系。因此要想达到美容养颜的目的，就必须从内部调理入手。

养心安神

人的精神、意识、思维活动都受大脑支配，当心的功能失常时，就会出现心气不足、血液流动缓慢、脉象无力、面色苍白、血压低、恍惚健忘、失眠多梦、神不守舍等病症，若能常食具有养心安神功效的食物就能较好地改善这些症状，从而达到延年益寿的功效。人参、枸杞子等就是不错的选择。

食疗的三种养生原料

五谷杂粮及蔬果有多种保健和养生效果，人们可以根据自身的体质、健康状态，对症食用五谷杂粮及蔬果，并择优食用，以摄取五谷杂粮及蔬果的高营养价值，结合天然中药共同烹制出具有滋补养生、祛病功效的药膳，从而达到疗疾养生、延年益寿的功效，实现"人以药食养后天"的目的。

五谷杂粮
——提高人体免疫力

古人认为："五谷为养，五果为助，五畜为益，五菜为充。"意思就是说饮食要做到粗细、荤素、粮菜的合理搭配，才能保证人体健康、精力充沛。

根据"五谷为养"和现代营养学的观点，五谷杂粮中所含的营养丰富而全面，含有蛋白质、糖类、脂肪、维生素A、维生素B_1、维生素B_2、维生素C、维生素E、钙、钾、铁、锌以及膳食纤维等多种营养成分。研究显示，常吃五谷杂粮对贫血、水肿、感冒、坏血病等疾病有着一定的预防作用。

此外，多吃五谷杂粮还能提高人体免疫力。因为五谷杂粮中含有丰富的淀粉，所以能保护胃黏膜，有很好的养胃作用。可见，五谷杂粮可谓是滋养身体、养生长寿的极好的食材。

五谷杂粮是进行食疗的主要原料，其中最常用的是稻米。其他可进行食疗的五谷杂粮包括小米、黑米、薏米、玉米、黄米、高粱、大麦、小麦、燕麦、荞麦、黑豆、黄豆、红小豆、绿豆等。

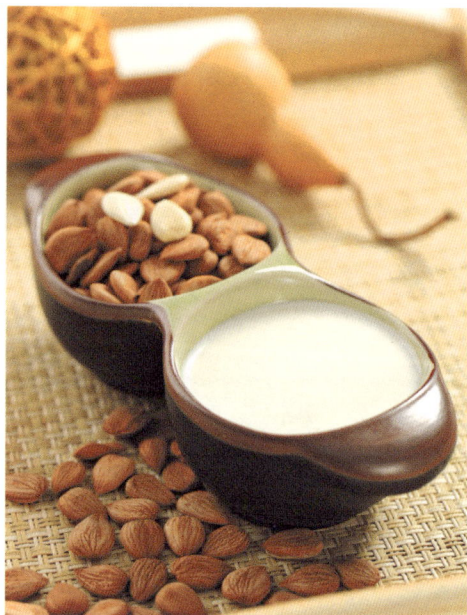

● 用食物来养生治病是中华养生学宝库中的一颗光辉夺目的明珠。

蔬果
——补充维生素和矿物质

蔬果中富含多种维生素和矿物质，其营养成分是人体赖以生存的基础，不同蔬果的营养成分可进入人体不同的脏腑、经脉，从而滋养人的脏腑、经脉、气血乃至四肢、骨骼、皮肤等。蔬果中维生素C的含量尤为丰富，能增强人体抵抗力，促进有外伤的皮肤愈合，维持各器官的正常功能，增加血管壁的弹性，预防感冒及坏血病等。水果的营养成分还能形成维持机体生命的基本物质。可见，蔬果是养生不可缺少的食物，其味道鲜美，与其他食物一起烹制药膳，有多种保健和食疗效果，能很好地调养身体。可进行食疗的蔬果包括大白菜、小白菜、圆白菜、油菜、胡萝卜、萝卜、竹笋、红薯、香蕉、菠萝、荔枝、枇杷、杨梅等。

虽然蔬果养生的功效并非立竿见影，但其日常的调理功效却不容忽视。值得注意的是，蔬果也有各自不同的性味，不同体质的人应选择不同的蔬果进行食疗。

中药
——调和气血，平衡阴阳

中药的养生保健作用众所周知，它是食疗养生家族中不可缺少的成员，同时也是制作各种药膳的必备原料，更是治疗疾病的重要工具之一。

古代医学家在医疗过程中，不断累积对药性的认识，并根据中医基本理论创造了中药的用药规律，以调整人体各种偏衰的现象，从而达到平衡与协调的目的。

例如，在中药中具有补血作用的常见中药——当归、熟地黄、川芎和白芍，贫血者以及女性朋友们在日常生活中不妨有针对性地食用一些。

需要注意的是，利用中药养生，应在了解中药药性的基础上，根据自身的体质对症下药，才能取得显著的疗效。

养生小讲堂

善用药食两用的食物养生

由于一些中药也是食物，所以这一部分中药与食物有交叉，而有一部分原料既是食物又是中药，既有营养作用，又有中药作用，具有双重性质，是构成药膳的基础。如枸杞子、莲子、人参、大蒜、洋葱等。因此，善用药食两用的食物养生，我们既可以吃到美味的佳肴，同时还可以起到很好地预防和治疗疾病的效果。

细说食物的性、味、色

食物的四性

食物的四性是指寒、凉、温、热四种属性，寒热偏性不明显的则归于平性，但习惯上仍称为四性。食物的四性是根据吃完食物后对身体产生的作用来划分的。

一般来说，寒、凉性的食物能减轻或消除体内热象，清热解渴；而吃完后有明显的消除或减轻身体寒象的就归于温、热性。

其实，所谓寒、凉、温、热的区分都只是程度上的差别，寒性的程度比较轻就归凉，而温、热也是如此进行区分的。

性凉的食物

谷物	小米、小麦、大麦、荞麦、薏米
豆类及豆制品	绿豆、豆浆、豆腐皮、豆腐脑、腐竹、豆腐
蔬菜	芹菜、冬瓜、黄花菜、油菜、金针菇、茭白、苋菜、莴笋、竹笋、茄子、西红柿、生菜、西蓝花、菠菜、白萝卜、丝瓜、黄瓜
水果	草莓、杧果、苹果、梨、枇杷、橙子、柑橘、火龙果
蛋类	鸭蛋
肉类	鸭肉

性寒的食物

调味品	食盐、面酱、酱油
蔬菜	莲藕、马齿苋、鱼腥草、芦荟、绿豆芽、苦瓜、空心菜、荸荠、草菇
水果	香蕉、柿子、哈密瓜、西瓜、杨桃、桑葚、甜瓜、猕猴桃
蛋类	松花蛋
肉类	蛤蜊、乌鱼、章鱼、螃蟹、田螺、牡蛎

性温的食物

谷物	紫米、糯米、高粱
调味品	红糖、植物油、醋、葱、姜、蒜、芥末、花椒、茴香、料酒
蔬菜	韭菜、蒜薹、青蒜、洋葱、香菜、南瓜、魔芋
水果	桃
蛋类	鹅蛋
肉类	羊肉、羊骨、带鱼、虾、海参、鸡肉

性热的食物	
调味品	辣椒、胡椒、肉桂、咖喱粉
水果	樱桃、榴莲
干果	炸花生

性平的食物	
谷物	玉米、粳米、黑米、燕麦、芝麻
豆类	黑豆、黄豆、扁豆、豌豆、红小豆、蚕豆
调味品	白糖、冰糖、味精
蔬菜	山药、芋头、胡萝卜、蘑菇、银耳、四季豆、土豆、大白菜、茼蒿、芜菁、黑木耳
水果	李子、椰子、葡萄
蛋类	鸡蛋、鸽蛋、鹌鹑蛋
肉类	鲫鱼、鲤鱼、泥鳅、猪肉、乌鸡、鱿鱼

食物的五味

食物的五味即辛、甘、酸、苦、咸，主要由味觉器官辨别，还包括淡味与涩味。不过，淡味常附于甘味，涩味多附于酸味，一般仍称为五味。

辛 辛味即辣味，能散能行。可发散风寒、行气活血，可缓和肌肉疼痛及关节病、偏头痛等，对应器官为肺。

甘 甘味即甜味，有补益身体、调和脾胃系统的作用，对应器官为脾。

酸 酸味能收能涩，常用于辅助改善虚汗外泄、泻痢不止、遗精、带下等症，有生津开胃、收敛止汗等作用，对应器官为肝。

苦 苦味能燥能泄，还有清热、泻火、生津液的作用，对应器官为心。

咸 咸味能软能下，有温补肝肾的功效，对应器官为肾。

食物的五色

传统中医认为，五行分别对应着体内五种器官，即木为肝、火为心、土为脾、金为肺、水为肾。就饮食保健方面而言，五色（即青、赤、黄、白、黑）的食物分别对应五行（即木、火、土、金、水），因此对人体的五脏有不同的滋补作用。

而现代中医认为，五色对应五脏的理论也并非绝对，如绿豆对应五行为木，对应体内器官应为肝，而实际上，绿豆主要是入心、胃两经。但脏腑之间是相互联系的，因此，必须均衡摄取。

中药的归经和升降浮沉

中药的归经

由于很多中药可以作用于多个脏腑或多条经络，因此，它们往往不单归一经。例如，甘草归心、肺、脾、胃经，说明甘草不仅可以作用于心脏，也能补脾健胃等。此外，还有一些中药，不能进行具体的归经，但其具有引导其他中药进入别经的作用，故称为"引经药"。如桂枝为心经的引经药，适用于治疗胸闷、心悸，故归心经。

运用中药的归经用药是中医用药的原则之一。但是由于脏腑、经络之间互相关联，因此，运用归经用药也要综合考虑辨证施药，做到真正的对症下药。

另外，同样是清热的中药，有的归肺经，能清热燥火，如知母；有的归心经，能消心火，如黄连。因此使用中药治疗疾病时，归经应该与中药的性味等一起综合应用。

中药的升降浮沉

中药的升降浮沉指的是其作用的趋向性。升是上升提举的意思，指能治病势下陷的中药；降是下降的意思，指能治病势上逆的中药；浮是发散的意思，指能治病位在表的中药；沉是收敛泄利的意思，指能治病位在里的中药。

人体的病势除了有上、下、表、里的区别外，还有向上、向下、向外、向内四种病势的变化：向上，如呕吐、咳嗽、气喘等；向下，如腹泻、脱肛、女性阴道不正常出血等；向外，如盗汗、自汗等；向内，如头痛、梦遗等。这些疾病的用药都要参考中药的升降浮沉来决定。

升浮中药的作用方向是上行、向外，属阳，有升阳、发表、开窍、祛风、散寒、催吐等作用疗效。其大部分都是味辛甘、性温热且质地较轻的中药。其代表中药为菊花、桂枝、柴胡、辛麦、升麻等。

沉降中药的作用方向是下行、向里，属阴，有清热、降逆、泻下、利水、安神、消导、收敛、平喘、止呃等作用。其大部分都是味苦、酸、咸，性寒凉且质地较重的中药。其代表中药为大黄、石膏、紫苏子、枳实、芒硝等。

食疗药膳的搭配禁忌

中药是用来防病治病的，但因其性味、疗效各不相同，还有些中药本身就相克，因此不能搭配服用，否则轻者破坏各种中药之间的疗效，重者还可能会引发一些其他不适症状。当然，并不只是药物与药物之间存在着搭配禁忌，药物与食物、食物与疾病之间也存在着这一禁忌。因此，在用药前，我们需要先了解一些用药的禁忌。

中药和食物之间的禁忌

在服用中药的时候，中医都会告诉我们一些在服药期间不能吃的食物，这是因为有些食物会影响中药的疗效。

例如，茯苓忌香蕉、橘子。因为茯苓的主要功效是利尿，在服用茯苓期间，钾会在血液中滞留，如果食用富含钾十分丰富的香蕉、橘子，导致体内钾蓄积过量，易诱发心脏、血压方面的并发症。

此外，五味子忌牛奶；决明子忌西柚汁；板蓝根忌冷饮；双黄连忌大蒜；薄荷忌鳖肉；甘草忌猪肉、菘菜、海带等。

中药和中药之间的禁忌

中药之间常用的用药禁忌可用中药"十八反"和"十九畏"来概括。

◎ **中药"十八反"**：乌头反贝母、瓜蒌、半夏、白蔹、白及；甘草反甘遂、大戟、海藻、芫花；藜芦反人参、沙参、丹参、玄参、细辛、芍药。

◎ **中药"十九畏"**：硫磺畏朴硝，水银畏砒霜，狼毒畏密陀僧，巴豆畏牵牛，丁香畏郁金，川乌、草乌畏犀角，牙硝畏三棱，官桂畏石脂，人参畏五灵脂。

疾病和食物之间的禁忌

◎心脏病患者忌食油腻性食物。

◎热性病患者忌食辛辣、香燥性食物。

◎高血压患者忌食酒、油腻及重盐的食物。

◎肾病患者忌食芹菜、动物内脏、油腻性食物、辛辣性食物、酒。

◎头昏、失眠性情急躁者忌食辛辣性食物。

◎肝阳抽风、肝风癫痫者忌食发物。

◎肠胃功能弱者忌食黏滑、油腻性的食物。

食疗的四大补益方法

传统饮食养生的补益方法主要分为清补法、温补法、峻补法和平补法四种，并根据食物的寒凉温热平的性质适当选用不同的食品。

清补法

清补法是指用性质偏凉或具有泄泻作用的食物来补养身体的方法，适宜于偏实热体质的人群。用于清补法的食物包括西红柿、茄子、白萝卜、竹笋、莴笋、牡蛎、西瓜、梨、小麦、薏米等。

温补法

温补法是指用温热性质的食物补养身体的方法，适宜于因阳气虚弱且有畏惧寒冷、四肢发凉、神疲体乏等症状的人群。用于温补法的食物包括羊肉、胡萝卜、大枣、桂圆肉、韭菜、葱、洋葱、大蒜、姜、南瓜、糙米、鸡肉、虾、沙丁鱼、醋、桃、辣椒、胡椒等。

峻补法

峻补法是指用补益作用较强、见效较快的食物来补养身体的方法，适宜于身体虚弱且需要尽快进补的人群，如大病初愈者等。用于峻补法的食物包括动物肾脏、甲鱼、鳟鱼、黄花鱼等。

平补法

平补法是指利用性质平和的食物来补养身体的方法，适宜于身体比较虚弱的人群。适合用于平补法的食物包括土豆、玉米、黑木耳、蘑菇、大豆、蛋类、枇杷、苹果、猪肉、秋刀鱼等。

养生小讲堂

哪些人不适合进补阿胶

阿胶作为一味胶质的补血中药，虽有很多益处，但对于很多老年人及心脑血管病患者来说仍是不宜服用的。心脑血管病患者以及很多老年人本身血流负担已很重，应该减轻血流负担才对，而服用阿胶只会使血液更加黏稠，加重血流负担，起到适得其反的效果。

食疗的六种保健形式

日常膳食

日常膳食具有一定的养生功效。它通过中医理论来认识膳食，做到合理进食，从而达到健身防病、益寿延年的目的。

从现代研究资料来看，谷类食品含有糖类和一定数量的蛋白质；肉类食品中含有蛋白质和脂肪；蔬菜、水果中含有丰富的维生素和矿物质。因此在养生食疗方的配伍上，应注意荤素结合、合理搭配。

药 膳

药膳即药材与食材相配伍而做成的美食。它发源于我国传统的饮食和中医食疗文化，是中国传统的医学知识与烹调经验相结合的产物。它"寓医于食"，既将药物作为食物，又将食物赋予药用，药借食力、食助药威，两者相辅相成，相得益彰；既具有较高的营养价值，又可防病治病、保健强身、延年益寿。另外，药膳食品多选用药食两用之品，不仅具备了美食的色、香、味俱全的特征，而且由于加入了部分中药，经过精细的烹

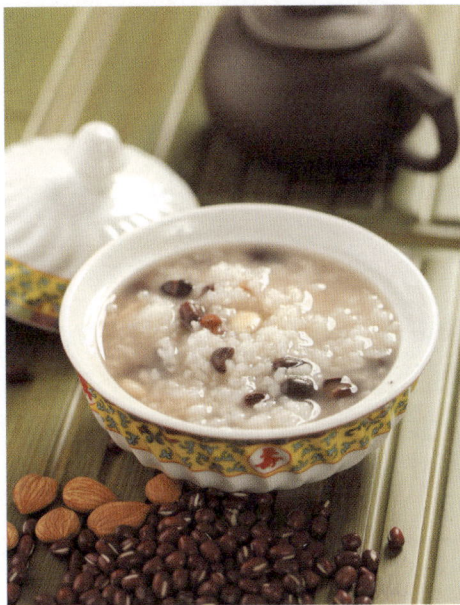

● 药膳多使用药、食两用之品，具有食物的色、香、味等特性。

调，做到了改"良药苦口"为"良药可口"。所以说药膳是充分发挥中药效能的美味佳肴，特别能满足人们"厌于药，喜于食"的天性。

药 酒

酒有通血脉、行药势、温肠胃、御风寒等作用，所以将强身健体的中药与酒"溶"于一体的药酒，既可增强药力，又可防治疾病，用于病后的辅助调养。

11

在古代，用酒治病，特别是用药与酒配合制成的药酒来防治疾病的现象十分普遍，因而古人视"酒为百药之长"。如屠苏酒是用酒浸泡大黄、白术、桂枝、桔梗、防风、山椒、乌头、附子等药制成，是古代除夕必饮之品。

药酒在古代民间季节性疾病的预防中也有很广泛的应用。据典籍记载，元旦除夕饮屠苏酒、椒柏酒；端午节饮雄黄酒、艾叶酒；重阳节饮茱萸酒、腊酒、椒酒等。《千金方》曰："一人饮，一家无疫；一家饮，一里无疫。"可见饮用药酒预防疾病的重要性。

药 茶

药茶是在茶叶中添加食物或药物等制作而成的具一定疗效的特殊的液体饮料。如鱼腥草、艾蒿等应季野草中就含有丰富的药效，它们与绿茶一起冲饮，即是很好的药茶。一般情况下，药茶可以直接冲饮，但也有一些需要加点调味品（如蜂蜜）来调味。

药茶的功效在中医中丝毫不逊色于中药汤剂，越来越多的证据显示，每天喝一两杯药茶，可以预防和缓解很多常见疾病。特征显著的如绿茶，其所包含的儿茶素是目前发现的最有效的抗氧化物之一。

丸 剂

丸剂俗称丸药，是由一种或多种中药细粉与适宜的黏合剂或辅料制成的球形制剂。丸剂服后在胃肠道崩解缓慢，逐渐释放药物，作用持久；对毒、刺激性药物可延缓吸收，减弱毒性和不良反应。因此，临床治疗慢性疾病或久病体弱、病后调和气血者多用丸剂。需要进一步指出的是，有时丹剂也是丸剂的一种，因其多用精炼药品或贵重药品制成，以示名贵及灵验之意，故不称"丸"而称"丹"。

膏 滋

膏滋又称煎膏，是将中药用水煎煮，去渣后浓缩，加蜂蜜或糖而成的稠厚半固体状制剂。煎膏是在汤剂基础上发展起来的，主供内服。它具有汤剂便于吸收、易于发挥疗效的特点，同时体积小，并含有糖和蜂蜜，可以防止氧化和腐败等作用，较为稳定，容易保存，且味甜易服。古往今来，用膏滋来延缓衰老、滋养身体已经成为一种用药良方。如《慈禧光绪医方选议》一书中就收载了很多慈禧、光绪养生保健用的内服膏滋方，如菊花延龄膏、扶元益阴膏、明目延龄膏、梨膏、扶元和中膏等多种膏滋方，对于延缓衰老颇具功效。

了解体质，对症食疗

中医对照食物的性味，把人体也粗略分为四种，即热、寒、虚、实四种体质。在进行食疗前，如果能够对自己的体质特征有一个充分的了解，就能做到对食物进行有针对性地选择，做到"热者寒之、寒者热之、实者泄之、虚者补之"，更好地发挥食物对人体机能的调理作用。

热性体质

体质自查：

◎ 经常感觉全身发热，口干舌燥；

◎ 尿液少而颜色赤黄；

◎ 喜欢食用冷饮等冰冷的食物；

◎ 大便干燥，经常便秘；

◎ 脾气急躁，经常觉得无缘由的烦躁；

◎ 舌头偏红，并且有厚厚的舌苔；

◎ 女性生理周期常提前；

◎ 怕热，喜欢吹凉风。

专家建议：如果你常感觉到有以上症状，说明你属于热性体质，身体的机能较为亢奋。因此应当服用、进食寒、凉性的中药和食物，以减轻燥热症状。如黄连、黄檗、黄芩、知母、鱼腥草、龙胆草等中药；莲藕、马齿苋、芦荟、海带、紫菜、香蕉、

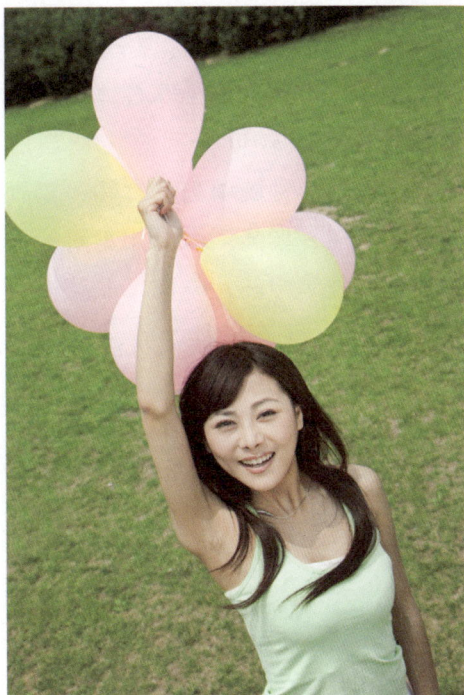

● 热性体质的人比较怕热，喜欢去大自然中吹凉风。

柿子、哈密瓜、西瓜、柿饼、杨桃、桑葚等食物。

寒性体质

体质自查：

◎ 怕冷、怕吹风，常感到手脚冰凉；

◎ 精神虚弱，脸色苍白；

◎ 经常腹泻，尿多而色淡；

◎ 说话或行动经常有气无力，经常感

到神乏疲劳；

◎不喜欢喝水，很少觉得口渴；

◎喜欢喝热饮，吃热食；

◎舌苔多白润且舌质偏淡；

◎身体对疾病的抵抗力较差。

专家建议：如果你常感觉到有以上症状，说明你属于寒性体质，身体的机能通常较低，因此应适当服用、进食温热性的中药和食物，以改善身体机能、增强活力。如炮附子、干姜、肉桂等中药；羊肉、韭菜、蒜薹、青蒜、栗子、葱、姜、蒜、芥末、花椒、茴香等食物。

实性体质

体质自查：

◎活动量大，体力充沛；

◎身强体健，肌肉壮硕；

◎说话中气十足，声音洪亮；

◎大便秘结，且经常腹胀；

◎尿量不多，而且颜色偏黄；

◎身体抵抗力较强，经常觉得体热，不喜欢穿太厚的衣服；

◎舌苔厚多，偶尔会有口臭。

专家建议：实性体质排毒功能较差，体内易积热，应适当进食凉性、泻性的中药与食物，以清凉消炎、排毒。如芹菜、油菜、黄瓜、豆腐、竹笋、薏米、白菜、莲藕、冬瓜、白萝卜、芦荟、菠萝等。

虚性体质

虚性体质又可分为气虚、阴虚、血虚、阳虚四种。进补之前，应先了解自己的体质是阴虚、阳虚、气虚还是血虚，以便做到对症食疗。

气虚

体质自查：

◎容易疲劳，四肢无力；

◎头晕，容易出汗；

◎说话气短；

◎不喜欢活动；

◎食欲不振，容易腹胀。

专家建议：如果你常感觉到有以上症状，说明为气虚，应该服用人参、党参、黄芪、白术、山药、大枣等中药与食物。

阴虚

体质自查：

◎经常口渴，爱喝冷饮；

◎小便色黄，容易便秘；

◎易失眠，常头晕眼花；

◎皮肤干燥；

◎手足心发热、出汗；

◎口干舌燥，干咳少痰；

◎面红盗汗；

◎男性经常出现遗精。

专家建议：如果你常感觉到有以上症状，说明你的体质为阴虚，应该服用沙参、玉竹、麦门冬、黄精、银耳、西洋参、百合等滋阴之品。

血虚

体质自查：

◎脸色苍白，面无血色；

◎头晕眼花；

◎唇色淡，指甲白；

◎女性月经量少且颜色淡；

◎容易心悸、失眠；

◎手足麻，血压偏低。

专家建议：如果你常感觉到有以上症状，说明为血虚，应特别注意药物补血。服用当归、枸杞子、阿胶、桂圆肉、熟地黄、何首乌等中药补血之品。

阳虚

体质自查：

◎怕冷、畏寒，四肢冰冷；

◎说话有气无力；

◎容易腹泻；

◎排尿频繁；

◎经常感觉腰酸背痛，行动无力；

◎嗜睡，精神疲倦；

◎女性月经量多，白带清稀、有异味；

◎男性阳痿。

专家建议：如果你常感觉到有以上症状，说明你为阳虚体质，应该服用肉桂、肉苁蓉、杜仲、胡桃、冬虫夏草、鹿茸等益肾壮阳之品，做到对症食疗。

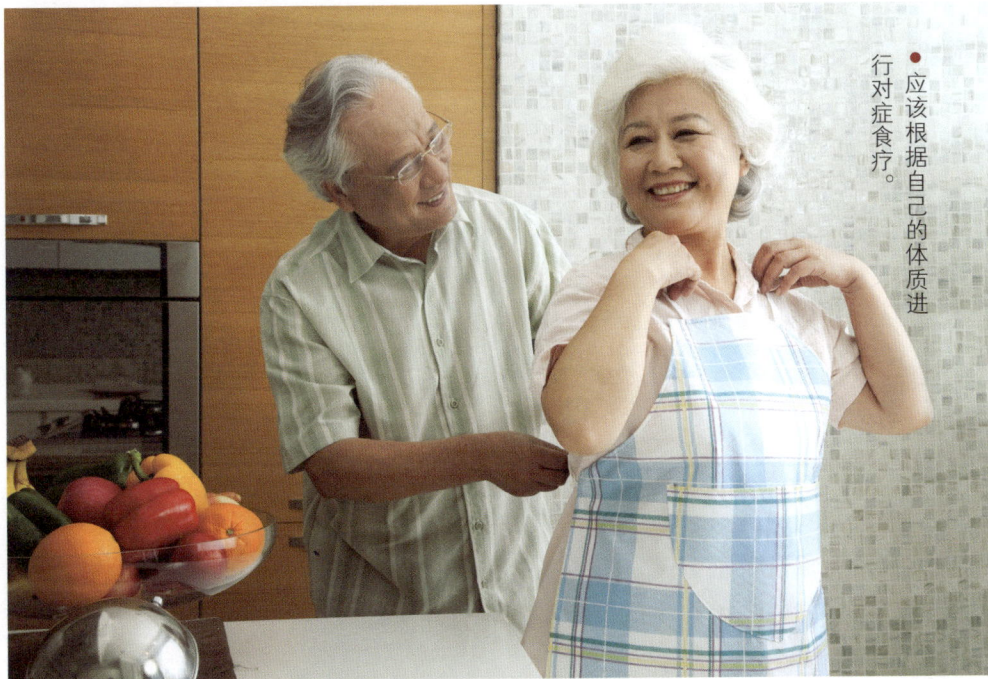

●应该根据自己的体质进行对症食疗。

四季养生，饮食有方

春季饮食宜清淡平和

春季阳气初升、乍暖还凉，人体阳气相对不足，容易导致精神不佳，困意频至，常常感到困倦、疲乏、无精打采。还有人出现失眠、头晕、工作精力不集中等现象。因此饮食上应该以清淡平和为主，要多补充新鲜的绿色蔬果，并且减少摄取高脂肪、高热量的食物。多摄取鸡蛋、瘦猪肉等，不仅可改善体质，还可增强体力。

夏季饮食宜健脾化湿

夏季阳气盛于外，应以清补为原则，适合吃些健脾、祛暑、化湿的食品。如苦瓜、丝瓜、黄瓜、西红柿、茶叶、香蕉、花生、海带、毛豆、桃子等。

另外，夏季气温高，病原菌滋生蔓延快，是肠道传染病的多发季节，这时应多吃些"杀菌"蔬菜。这类蔬菜包括大蒜、洋葱、青蒜、蒜苗等。其中，作用最突出的是大蒜，其有效成分大蒜素可抑制痢疾杆菌、伤寒杆菌繁殖，对葡萄球菌、肺炎球菌等有明显的抑制灭杀作用。

秋季饮食宜养阴润肺

秋天阳气渐收，阴气渐生，气候由热转寒，容易产生口干舌燥、咽喉疼痛、肺热咳嗽等症，应多吃清热生津、养阴润肺的食物。如大枣、柑橘、苹果、梨、栗子、百合、藕、白萝卜、冬瓜、南瓜、丝瓜、油菜等。另外，还应多食一些坚果类食物，这是因为坚果类食物中含有蛋白质、油脂、矿物质等，也含有大量的维生素，是缓解秋乏必不可少的营养食物。

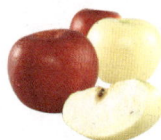

● 苹果　　● 南瓜

冬季饮食宜温胃散寒

冬天，人们的活动量降低，出汗量减少，水分补充也较少，容易导致手脚冰凉，因此宜多吃一些海带、紫菜类温性食物。另外，胡萝卜、红薯、藕、葱、土豆等根茎类蔬果中含有大量矿物质，经常食用也可增强人体抗寒能力。

食疗养生常用食材

肉禽蛋类

食材	优势营养	保健功效	适宜人群
鸡肉	鸡肉中蛋白质的含量比较高，种类也多，容易被人体消化吸收。另外，还含有对人体生长发育有重要作用的磷脂类，是中国人膳食结构中脂肪和磷脂的重要来源之一	中医认为，鸡肉温中益气，健脾胃，活血脉，强筋骨	一般人均可食用，特别适合老人、身体虚弱者食用
鲤鱼	鲤鱼富含的蛋白质、脂肪及钙、磷、铁等矿物质，维生素A、维生素B_1、维生素B_2、维生素C的含量也非常高	可滋补健胃，利水消肿，通乳，清热解毒，止咳下气	一般人均可食用
鸭肉	鸭肉中的蛋白质含量比畜肉含量高很多；脂肪含量适中且分布均匀；脂肪酸主要是不饱和脂肪酸，有利于人体消化吸收	鸭肉中的B族维生素是抗脚气病、神经炎等症的主要元素；其富含的烟酸对心肌梗死等有防治作用	特别适合身体虚弱、食少、便秘、水肿者食用
排骨	排骨的蛋白质、铁、钠含量远远高于鲜猪肉，其蛋白质含量是猪肉的2倍，并且其中的营养成分容易被人体吸收	能及时补充人体所必需的骨胶原等营养物质，可增强骨髓的造血功能，从而延缓人体衰老	一般人均可食用，特别适合儿童、中老年人食用
牛肉	牛肉中含有丰富的蛋白质，但脂肪的含量却非常低。另外，牛肉中的钙、铁、磷等矿物质及维生素B_2、烟酸等含量也很高	中医认为，牛肉有补中益气，滋养脾胃，强健筋骨，化痰息风的作用	一般人均可食用
猪蹄	猪蹄中含有丰富的胶原蛋白，且脂肪含量比肥肉低，被誉为"美容食品"和"类似于熊掌的美味佳肴"	中医认为，猪蹄有壮腰补膝和通乳的作用	特别适宜产后缺乳及有美容需求的女性食用

蔬菜类

食材	优势营养	保健功效	适宜人群
白萝卜	白萝卜中含有钙、磷、钾、铁和维生素A、B族维生素，其中，维生素C的含量比较高。此外，白萝卜中还含有消化酶和淀粉酶	防止胃酸过多破坏胃黏膜，促进肠道蠕动。常吃白萝卜还可以降血脂，软化血管，稳定血压	一般人均可食用
香菇	香菇中维生素D的含量比大豆高20倍，比紫菜高8倍。另外，香菇中含有丰富的麦角甾醇，经日照后可转化成维生素D	能降低胆固醇，降低血压，促进钙质吸收，防止骨质疏松，抑制肿瘤生长	一般人均可食用
冬瓜	冬瓜全身都是宝，不管是肉、皮、子还是瓤，都可入药。冬瓜中含有多种维生素和人体所必需的微量元素，可调节新陈代谢	具有清热消暑，养胃生津，降低血糖，美容减肥等多种功效	一般人均可食用。特别适合肥胖者、糖尿病患者、高血压患者食用
苦瓜	苦瓜中含有大量的蛋白质、膳食纤维、维生素、胡萝卜素等营养成分。现代医学研究表明，苦瓜中含有一种活性蛋白，可激发人体免疫系统的防御功能	加快肠道蠕动，降低血糖，提高人体免疫力	一般人均可食用
黄瓜	黄瓜中含有丰富的维生素E，可起到延年益寿、抗衰老的作用。另外，黄瓜中的钙、磷、镁、钾、叶酸等含量也很高	降血糖、清热解毒、利水消肿、美容润肤	一般人均可食用，尤其适合于糖尿病患者
西红柿	西红柿中富含丰富的B族维生素群、维生素C，以及丰富的钙、磷、钠、钾、镁等多种矿物质，另有丰富的抗氧化剂，具有明显的美容抗皱效果	降压利尿、润肺生津、养阴凉血、健胃消食、润肠通便、预防心血管疾病	一般人均可食用
茄子	茄子含有丰富的蛋白质、脂肪、糖类、钙、磷、铁、胡萝卜素、维生素B_1、维生素B_2、烟酸、维生素E等	经常吃茄子有助于预防高血压、冠心病、动脉硬化等心血管疾病	一般人均可食用

五谷杂粮类

食材	优势营养	保健功效	适宜人群
黑豆	黑豆富含蛋白质、脂肪、糖类、维生素B₁、维生素B₂、胡萝卜素以及钙、铁、磷、钾等矿物质。黑豆中的蛋白质含量比肉类、蛋类、奶类要高很多	黑豆有补肾强身，除湿利水，延缓衰老的功效	一般人均可食用
黄豆	黄豆营养丰富，为"豆中之王"，其中所含的蛋白质在量和质上都可与动物蛋白媲美，所以黄豆有"植物肉"及"绿色牛乳"之誉	经常食用黄豆及豆制品之类的高蛋白食物，能润泽皮肤，延缓衰老，降低胆固醇，预防高血压，改善大脑的机能	一般人均可食用，特别适合女性、老人和幼儿
红小豆	红小豆中富含丰富的糖类、蛋白质、维生素及微量元素，是补血佳品，被李时珍称为"心之谷"	红小豆含有较多的皂角苷，可利水消肿，润肠通便。另外，红小豆富含叶酸，产妇多吃有催乳的功效	一般人均可食用
大米	大米含有丰富的糖类、蛋白质和B族维生素，并且大米易消化，可以滋养脾胃	补脾和胃、清肺润燥、益气养阴、养颜润肤、聪耳明目	一般人均可食用
黑米	黑米所含蛋白质不但比普通大米高37%，而且其中的氨基酸含量比大米高25.4%。另外，其所含的锰、锌、铜等矿物质大都比大米高1~3倍。富含人体所需的多种营养素，补肾养虚，控制血糖，预防心脑血管疾病，美肤养颜	降压利尿、润肺生津、养阴凉血、健胃消食、润肠通便、预防心血管疾病	一般人均可食用
玉米	玉米是粗粮中的保健佳品，亚油酸含量高达60%以上，且富含维生素E。另外，其所含的硒和镁有防癌抗癌作用	利尿降压，降糖，降低胆固醇，延缓衰老，防癌抗癌，预防便秘等胃肠道疾病	一般人均可食用

食疗养生常用中药

补气类

中药名称	别名	性味归经	功效主治	服用禁忌
白扁豆	扁豆、炒扁豆	味甘，性微温，归脾、胃经	补脾和中，化湿消暑。用于治疗脾胃虚弱、白带过多、胸闷腹胀等症	不宜过量服用
甘草	密甘、蜜草、国老、粉草、棒草	味甘，性平，归心、肺、脾、胃经	补脾益气，清热解毒，祛痰止咳，缓急止痛。用于治疗脾胃虚弱、心悸气短、咳嗽痰多等症	不宜与京大戟、芫花、甘遂、海藻同用；不可与鲤鱼同食
怀山	怀山药、白山药	味甘，性平，归肺、脾、肾经	健脾补肺，益胃补肾，固肾益精。主治脾胃虚弱、倦怠无力、食欲不振、久泄久痢、痰喘咳嗽等症	大便燥结者不宜食用；忌甘遂；也不可与碱性中药同服
人参	棒槌	味甘、微苦，性温，归脾、肺心经	大补元气，复脉固脱，补脾益肺，生津安神。用于体虚欲脱、肺虚咳喘、惊悸失眠等症	不宜与茶同服；实热证、湿热证及正气不虚者禁服
灵芝	灵芝草、菌灵芝、赤芝	味甘，性平，归心、肺、肝、肾经	补气养血，养心安神，止咳平咳。主治虚劳、头昏、咳嗽气喘、消化不良、失眠健忘等症	忌与海鲜同食
白术	山蓟、山芥、于术、山精、冬术	味苦、甘，性温，归脾、胃经	补气健脾，燥湿利水。用于脾气虚弱引起的食欲不振、消化不良、大便稀薄或腹泻等症	阴虚内热者不宜用；胸闷腹胀等气滞者不宜食用
黄精	老虎姜、鸡头根	味甘，性平，归肺、脾、肾经	滋肾润脾，补脾益气。用于阴虚肺燥干咳少痰及肺肾阴虚的劳嗽久咳、脾胃虚弱等症	中寒泄泻，痰湿痞满气滞者忌服

中药名称	别名	性味归经	功效主治	服用禁忌
党参	上党参、台党参、党人参	味甘，性平，归脾、肺经	补中益气、健脾益肺。用于脾肺虚弱、气短心悸、食少消渴等症	气滞、怒火盛者忌用
黄芪	北芪、黄耆	味甘，性微温，归脾、肺经	有补气升阳，益卫固表，利水消肿的功效。用于脾气虚引起的气短咳嗽、体虚多汗等症	胸闷、消化不良等内有积滞者不宜用

补血类

中药名称	别名	性味归经	功效主治	服用禁忌
阿胶	驴皮胶、盆覆胶、傅致胶	味甘，性平，归肺、肝、肾经	补血止血，滋阴润肺。主治因血虚而导致的面色萎黄、指甲苍白、心悸失眠、咯血、吐血、不孕及阳痿等症	消化能力弱的人不宜食用；口干舌燥，潮热盗汗时也不适宜服用
当归	秦归、云归、马尾当归、干归	味甘、辛，性温，归肝、心、脾经	补血活血，调经止痛，润肠通便。用于治疗面色萎黄、眩晕心悸、血虚或兼有瘀滞的月经不调、虚寒性腹痛等症	月经过多、有出血倾向、阴虚内热、大便溏泄者均不宜服用
枸杞子	红耳坠、甜菜子、地骨子	味甘，性平，归肝、肾经	滋补肝肾，益精养血，明目消翳，润肺止咳。用于腰膝酸软、头昏耳鸣、遗精、不孕、肾虚精亏等症	外感实热、脾虚泄泻者忌服；不宜和温热的补品等共同食用
何首乌	首乌、赤首乌、铁秤砣	味苦、甘、涩，性微温，归肝、肾经	补肝益肾，养血祛风，解毒消痈，润肠通便。适用于肝肾阴亏、须发早白、血虚头晕、遗精、崩漏带下等症	大便溏泄及湿痰较重者不宜服用；忌葱、蒜、猪肉；恶萝卜

中药名称	别名	性味归经	功效主治	服用禁忌
桑葚	桑蔗、桑枣	味甘、酸，性寒，归肝、肾经	补血滋阴，生津止渴，润肠燥。主治阴血不足而致的头晕目眩、耳鸣心悸、烦躁失眠、腰膝酸软、内热消渴等症	脾虚便溏者不宜食；糖尿病患者应忌食
熟地黄	熟地	味甘，性微温，归肝、肾经	滋阴补血，益精填髓。用于血虚萎黄、眩晕、心悸失眠、月经不调、崩漏下血等症	脾胃气滞、脘腹胀满、便溏者忌服
白芍	炒白芍、白芍药	味苦、酸，性微寒，归肝、脾经	养血柔肝，缓中止痛，敛阴收汗。主治胸腹胁肋疼痛、泻痢腹痛、自汗盗汗、阴虚发热、月经不调、崩漏带下等症	虚寒腹痛泄泻者慎服
桂圆	龙眼	味甘，性温，归心、脾经	补益心脾，养血安神。适用于心脾两虚、气血不足引起的心慌、失眠、健忘、乏力等症	心虚火旺、风热感冒、消化不良、腹胀、痰湿偏盛者不宜食用

滋阴类

中药名称	别名	性味归经	功效主治	服用禁忌
百合	中庭、百合蒜、韭番、重迈、摩罗	味甘，性微寒，归心、肺经	养阴润肺，清心安神，具有止咳、祛痰、平喘的功效。主治肺燥咳嗽、支气管炎等症	感冒风寒咳嗽者忌服；脾胃虚寒，腹泻便溏者慎用
石斛	林兰、禁生、杜兰、千年润	味甘，性微寒，归胃、肺、肾经	养胃生津，滋阴除热，明目强腰。用于口干舌燥、烦渴汗出、食少干呕、大便秘结、头晕眼花等症	温热病不宜早用；湿温未化燥者忌用；脾胃虚寒者忌服

中药名称	别名	性味归经	功效主治	服用禁忌
胡麻仁	胡麻、脂麻、油麻	味甘，性平，归脾、肝、肾经	养阴润肺，益胃生津，清心除烦，润肠通便。主治干咳痰黏、咽干口渴、大便干燥等症	风寒感冒、痰湿咳嗽或脾胃虚寒泄泻者不宜服用
麦门冬	麦冬	味甘、微苦，性微寒，归肺、胃、心经	养阴润肺，清心除烦，益胃生津。用于肺燥干咳、虚劳烦热、吐血咯血、热病津伤、咽干口燥等症	脾胃虚寒、泄泻或风寒咳嗽者忌服
女贞子	冬青子、蜡树	味苦、甘，性凉，归肝、肾经	滋补肝肾，强壮腰膝。用于阴虚内热、头晕眼花、腰膝酸软、耳鸣耳聋、须发早白等症	脾胃虚寒、腹泻便溏者不宜服用
北沙参	真北沙参、辽沙参	味甘，性微寒，归胃、肺经	养胃生津，滋阴润肺。用于咽干口渴、肺热阴虚、久咳燥热、舌红少津等症	外感发热、虚寒咳嗽者忌服
天冬	天门冬、大当门根	味甘、苦，性大寒，归肺、肾经	清肺降火，滋阴润燥。用于阴虚肺热引起的燥咳、咽喉肿痛、潮热盗汗、消渴、遗精、便秘等症	脾胃虚寒、腹泻或外感风寒咳嗽者忌服
玉竹	葳蕤、地节、马熏、娃草	味甘，性微寒，归肺、胃经	养阴润燥，除烦止渴。用于热病阴伤、咳嗽烦渴、小便频数、虚劳发热等症	消化不良、痰湿内滞者不宜服用

温阳类

中药名称	别名	性味归经	功效主治	服用禁忌
巴戟天	鸡肠风、巴戟、兔子肠	味辛、甘，性温，归肾、脾经	补肾阳，壮筋骨，祛风湿。用于腰膝酸痛、关节不利、小腹冷痛、小便不禁、阳痿、女性不孕等症	阴虚火旺者不宜服用

中药名称	别名	性味归经	功效主治	服用禁忌
补骨脂	破故纸、婆固脂、胡韭子	味辛、苦，性温，归肾、脾经	补肾助阳，延年益寿。用于肾阳不足、腰膝冷痛、阳痿早泄、虚寒咳嗽等症	阳虚火旺、胃脘疼痛者不宜服用
冬虫夏草	冬虫草、虫草	味甘，性温，归肺、肾经	保肺益肾，补精髓，止血化痰。主治肾虚、阳痿遗精、腰膝酸痛、病后虚弱、肺肾两虚、喘咳短气等症	忌吃萝卜
杜仲	思仙、思仲、丝连皮、木棉	味甘、微辛，性温，归肝、肾经	补益肝肾，强健筋骨。用于肾虚腰痛、筋骨无力、小便不利及高血压等症	阴虚火旺、脾虚便溏者不宜服用
菟丝子	菟丝实、龙须子、豆须子、萝丝子	味辛、甘，性平，归肝、肾、脾经	补肝明目，补肾填经。用于肝肾不足、视物模糊、头晕目眩、腰膝酸软、小便频繁等症	阴虚火旺者不宜服用
淫羊藿	仙灵脾、刚前、三支九叶草	味辛、甘，性温，归肝、肾经	补肾壮阳，强健筋骨，祛风除湿。用于阳痿不举、腰膝无力、小便失禁、风寒湿痹、手足麻木等症	阴虚火旺、阳强易举者忌服
紫河车	胞衣、混元丹	味甘、咸，性温，归肺、肝、肾经	补肾益精，补气益血。用于治疗虚损、羸瘦、咯血气喘、精血虚亏、阳痿遗精等症	实邪者忌用

活血类

中药名称	别名	性味归经	功效主治	服用禁忌
三七	田七、血参、参三七	味甘、微苦，性温，归肝、胃经	用于胸腹刺痛、跌打损伤、瘀滞疼痛、心绞痛、缺血性脑血管病、脑出血后遗症、血瘀型慢性肝炎等症	气血亏虚所致的痛经、月经失调者慎用

中药名称	别名	性味归经	功效主治	服用禁忌
丹参	赤参	味苦，性微寒，归心、心包、肝经	活血化瘀，宁心安神。用于血瘀疼痛、关节疼痛、心绞痛、高血压、心悸失眠等症	忌与藜芦同用；孕妇慎用
鸡血藤	血风藤	味苦、甘，性温，归肝、肾经	补血行血，通经活络，强健筋骨。用于月经不调、闭经、痛经、腰膝酸痛、手足麻木、风湿痹痛等症	月经过多者及孕妇不宜服用
葛根	葛条、粉葛、干葛、葛麻	味甘、辛，性凉，归脾、胃经	解表退热，生津透疹，升阳止泻。用于外感发热头痛、口渴、麻疹不透、热痢、泄泻等症	气虚胃寒、食少泄泻者慎服

清热类

中药名称	别名	性味归经	功效主治	服用禁忌
金银花	忍冬花、银花、二宝花	味甘，性寒，归肺、心、胃经	清热解毒，凉散风热。主治外感风热、暑热烦渴、咽喉肿痛、红肿热痛、热毒泻痢等症	脾胃虚寒及气虚体弱者忌服；气虚、疮疡者忌用
板蓝根	菘蓝、蓝靛根	味苦，性寒，归肝、胃、肾、膀胱经	清热解毒，凉血利咽。主治温毒发斑、高热头痛、舌绛紫暗、痄腮、痈肿、水痘、麻疹、肝炎等症	体虚而无实火热毒者忌服
黄连	川黄连、云连、支连	味苦，性寒，归心、脾、胃、肝、胆、大肠经	有清热燥湿、泻火解毒的功效。用于湿热痞满、呕吐吞酸、泻痢、黄疸、高热神昏等症	胃虚呕恶、脾虚泄泻者均应慎服

化痰类

中药名称	别名	性味归经	功效主治	服用禁忌
半夏	半月莲、三步跳、三叶半夏	味辛，性温，归脾、胃、肺经	燥湿化痰，降逆止呕。用于身体肥胖、咳嗽痰多、头晕失眠等症	阴虚燥咳、津伤口渴者忌用
川贝	松贝母、乌花贝母	味苦、甘，性微寒，归心、肺经	止咳化痰，清热散结。用于年老体虚、心烦胸闷、咳嗽痰黄、乳房肿痛等症	寒痰湿痰者不宜服用
茯苓	云苓、松腴、茯灵	味甘、淡，性平，归心、脾、肺、肾经	宁心安神，健脾补中。用于食欲不振、心悸失眠、健忘多梦、身倦乏力、大便溏薄、小便不利等症	虚寒精滑或气虚下陷者忌服
泽泻	水泽、如意花	味甘、淡，性寒，归肾、膀胱经	利水渗湿，养益五脏。用于水肿胀满、身体肥胖、小便不利、呕吐泄泻等症	肾虚精滑无湿热者忌服

泻下类

中药名称	别名	性味归经	功效主治	服用禁忌
大黄	将军、锦纹大黄、川军	味苦，性寒，归脾、胃、大肠、肝、心包经	泻热通肠，凉血解毒，逐瘀通经。用于实热便秘、积滞腹痛、湿热黄疸、血热吐衄、血经闭等症	脾胃虚弱者慎用；女性怀孕、月经期、哺乳期应忌用
山楂	红果、山里红	味酸、甘，性微温，归脾、胃、肝经	化滞消积，收敛止痢，活血散瘀，化痰行气。用于肉食滞积、腹胀痞满、淤阻腹痛、痰饮、泄泻等症	胃酸过多、胃溃疡、十二指肠溃疡者忌用；脾胃虚弱者慎服
鸡内金	鸡黄皮、鸡合子、鸡中金、鸡肫皮	味甘，性平，归脾、胃、小肠、膀胱经	消食健胃，涩精止遗。用于饮食积滞、小儿疳积、肾虚遗精、遗尿、胆肾结石等症	忌吃肝脏、肥肉、蛋黄

第二章

亚健康对症食疗

整天忙碌、在电脑前久坐、情绪沮丧、焦虑、压力过大，让我们的身体长期处于亚健康状态，肥胖、疲劳、失眠、免疫力下降。利用容易消化吸收又可振奋精神、补血益气的食材做些食疗药膳吧，以食疗方应对亚健康不失为一种好的养生方法。

失眠

失眠又称睡眠障碍，是以经常不能获得正常睡眠为特征的一种病症，也是亚健康状态的表现之一。中医认为"心主神明"，也就是说，失眠与心脏关系最为密切。因此，失眠应以养心安神的饮食疗法为主。

【主要症状】

● 入睡困难、夜间多醒、凌晨早醒。

● 多梦、头晕、乏力、健忘、烦躁易怒、莫名的恐惧不安、情绪低落、多愁善感。

【饮食原则】

● 睡前宜喝温牛奶。

● 晚餐不可过饱，睡前不宜大量饮水。

养生食疗方

牡蛎豆腐汤

材料 鲜牡蛎肉、嫩豆腐各200克，葱花、蒜片、盐、味精、水淀粉、净枸杞子、虾油各适量。

做法 1 将鲜牡蛎肉洗净，切成薄片；嫩豆腐洗净切丁。

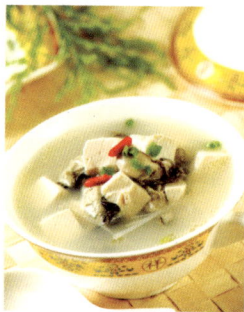

2 锅烧热，下蒜片煸香，倒入虾油，加适量清水烧开。

3 加入豆腐丁、盐，再次烧开后，加入牡蛎肉、葱花，用水淀粉勾芡，调入味精，撒枸杞子即可。

葡萄柠檬汁

材料 葡萄150克，白梨半个，柠檬汁、冰块各少许。

做法 1 将葡萄洗净；白梨洗净，去果核，切小块。

2 将葡萄、白梨块一并放入榨汁机内榨汁。

3 在榨好的汁中加入少许柠檬汁和冰块搅匀即可。

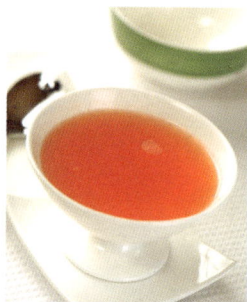

牡蛎平菇汤

材料 牡蛎肉200克，鲜平菇250克，干紫菜20克，姜片、香油、盐、味精各少许。

做法 1 将牡蛎肉用清水洗净；干紫

菜去杂质，用清水浸泡10分钟，洗净；鲜平菇洗净，撕块，备用。

2 锅内烧水，水开后放入牡蛎肉煮一下，再捞出洗净。

3 将牡蛎肉、紫菜及姜片一起放入锅内，加入适量清水。

4 大火烧沸后放入平菇块再煮20分钟，熟后加香油、盐、味精调味即可。

简易单方

酸枣仁汤

配方 酸枣仁15克。

做法及用法 将酸枣仁捣碎，加水煎服，每晚睡前1小时服用。

功效 可抑制中枢神经系统，镇静安神。适用于血虚所引起的心烦不眠或心悸不安等症。

特效偏方·验方

百合柏仁汤

配方 百合20克，夏枯草15克，柏子仁10克，蜂蜜适量。

做法及用法 1 将百合、夏枯草和柏子仁一起加水煎制，去渣取汁。

2 加入蜂蜜调匀，分2次饮服，每日1剂。

功效 清肝泻火，养心安神。适用于肝火上攻引起的头痛、失眠、烦躁、易怒等症状。

三味安眠汤

配方 酸枣仁15克，麦门冬、远志各5克。

做法及用法 将酸枣仁、麦门冬和远志一起加水煎制，睡前服用。

功效 宁心安神，有催眠的效果。

药茶·药酒

太子参药酒

配方 太子参30克，熟地黄、五味子各10克，麦门冬、当归、淫羊藿各15克，白酒500毫升。

做法及用法 将以上各味中药一起切碎，然后加白酒浸泡约半个月，每晚服用10毫升。

功效 有益气养血功效。适用于头目眩晕、失眠多梦者。

雪梨红酒

配方 雪梨4个，红酒500毫升，白糖、丁香、陈皮、柠檬汁各适量。

做法及用法 1 雪梨去皮留梗，对剖成两半，去子后放入大碗中，加入少许柠檬汁和清水，备用。

2 锅内放入红酒、余下的柠檬汁、白糖、丁香、陈皮，煮沸后改小火慢煮5分钟；接着加入雪梨，用小火慢煮15分钟后熄火。

3 将雪梨浸泡在汁水中，放进冰箱冷藏，食用时取出即可。

消瘦

体内脂肪与蛋白质减少，体重下降超过正常标准的10%即为消瘦。消瘦与肥胖一样，都是亚健康的一种。引起消瘦的原因很多，如长期慢性消耗性疾病、体质和遗传因素、不良的生活和饮食习惯等都可造成消瘦。

【主要症状】

● 衣服宽松，鞋子变大以及皮肤松弛。

● 可能伴有抵抗力差、抗病能力差，女性有月经紊乱和闭经等症。

【饮食原则】

● 多吃新鲜水果和蔬菜，补充维生素和微量元素。

● 多摄入一些具有调节脾胃作用的食物和中药。

● 宜适当摄入脂肪含量高的食物，如海参、黄油等。

养生食疗方

脆皮乳鸽

材料 乳鸽2只，白糖、饴糖、干淀粉、白卤水、椒盐、色拉油各适量。

做法 1 将乳鸽宰杀去毛，洗净，在鸽颈右边翅膀下，用刀开长4～5厘米刀口，取出气管和内脏，切去爪子。手提鸽头，将乳鸽放入煮沸的卤水中浸一下，沥干水分。再将乳鸽浸入卤水中用小火煮约15分钟，使其断生入味。捞出放入盆内，用勺子将饴糖、白糖、干淀粉、白卤水调成的汁淋浇2～3遍，待挂匀糖浆后，吊于通风处晾干。

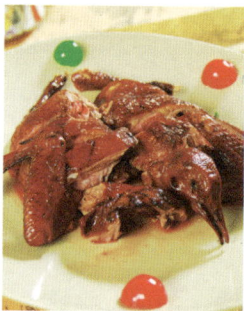

2 锅置火上，加色拉油烧至七成热，将鸽胸朝上，放置在漏勺上炸，并用勺将热油反复从乳鸽刀口处浇入腹中，炸3～4分钟，至乳鸽皮脆，呈红色时，取出沥油。

3 将炸好的乳鸽竖切成两半，再切成大块，摆入盘中。食用时可蘸椒盐。

功效 可以补气血，强健身体。适用于久病虚羸，体力透支者。

玉参炖牛腩

材料 牛腩300克，白萝卜1根，海带50克，葱段少许，姜数片，盐、料酒、大料各适量。

做法 1 将牛腩洗净，切成小块；锅中加水烧开，加葱段、姜片、料酒，下牛腩块汆烫，捞出洗净血水，撇去浮沫；白萝卜切大块；海带切菱形块。

2 另取锅，锅内加水烧开，下入牛腩块、白萝卜块、海带块、葱段、姜片、大料，大火烧开后改小火，慢慢炖至烂熟，起锅时加盐调味即可。

酱牛肉

材料 牛腿肉1000克，葱1根，鲜姜1块，桂皮1小块，盐4小匙，白糖2小匙，香菜、大料、酱油、料酒各适量。

做法 1 牛腿肉洗净，切4块，放沸水中汆烫去血水，取出放在净锅内；鲜姜去皮，洗净，切片。

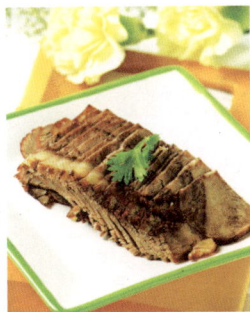

2 葱切去根和毛叶，洗净，切段，拍破，放入牛肉锅内，加入料酒、盐、白糖、酱油和水；将姜片、大料和桂皮装在干净的纱布袋中，扎住袋口，放入锅中。

3 将锅置大火上煮开，撇去浮沫，改用小火煮至牛肉酥烂，捞出牛肉（卤汁可以留用）晾凉，切成薄片，装盘加香菜点缀即成。

功效 牛肉可以补中益气，滋养脾胃，对于改善因脾胃功能欠佳导致的消瘦具有很好的作用。

膏滋·丸剂

牛髓补益膏

配方 黑牛髓、地黄叶、白蜜各等量。

做法及用法 将黑牛髓、地黄叶、白蜜3味混匀，隔水蒸熟，空腹时服1勺。

功效 滋润脏腑，补益气血。适用于身体消瘦者。

美味药膳

固脂莲米鸡

配方 母鸡1只，补骨脂15克，莲米100克，桂皮、木香、川椒、葱、盐、姜、味精、料酒各适量。

做法及用法 母鸡去毛杂，洗净切块；补骨脂用纱布包好；莲米泡发。将鸡块、补骨脂、莲米一起加适量清水，放入锅中煮沸后，撇去浮沫，加入桂皮、木香、川椒及葱、姜，转用小火炖至鸡肉烂熟后，加入盐、味精、料酒调味，煮沸即可食用。

功效 可适当增加体内的脂肪含量，增强体质，改善消瘦症状。

蜂蜜酥油粥

配方 酥油、蜂蜜、大米各适量。

做法及用法 将大米淘净，锅内放适量清水煮粥，待煮沸后加入酥油、蜂蜜，煮至粥烂熟时即可食用。

功效 本粥对体弱消瘦者大有裨益。

肥胖

肥胖是长期困扰人们的问题。因为肥胖不仅影响美观，严重的还会危害到人们的身体健康，同时也是导致很多疾病产生的危险因素，如高血压、高血脂、糖尿病、脂肪肝、动脉粥样硬化等。中医认为，肥胖者多属于痰湿体质，源于脏腑失调，因此要及时进行调理。

【主要症状】

体重超标、体态臃肿，稍运动就会有胸闷、多汗且黏、身重不爽等症状。

【饮食原则】

● 要少吃热量和脂肪含量高的食品，多吃热量低的蔬菜和水果。

● 避免油煎、油炸等烹调方法。因为煎炸食物含脂肪较多，不利于减肥。

养生食疗方

美味西瓜皮

材料 西瓜皮800克，红甜椒50克，蒜3瓣，姜、葱各适量，香油、白糖、料酒、酱油各1大匙，米醋2小匙，花椒1小匙，盐少许。

做法 1 将西瓜皮的青皮洗净切丝，用盐拌匀，腌20分钟，然后用凉开水冲洗，沥干后盛入盆内备用；将姜、蒜、红甜椒切成丝；葱切段。

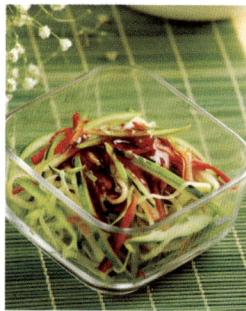

2 起锅倒入香油，烧至八成热，放入花椒、葱段炸出香味，捞出花椒、葱段，然后将红甜椒丝放入锅内，再将蒜丝、姜丝煸炒，放料酒、酱油、白糖，稍沸后再调入米醋煮成汁，取出浇在西瓜皮丝上即可。

凉拌蔬菜

材料 西芹、豆角、竹笋、胡萝卜各50克，五谷饭半碗，淡酱油、代糖、醋各少许，葱花1大匙。

做法 1 竹笋、胡萝卜去皮洗净；西芹撕除老皮，洗净；豆角洗净；调味料放入小碟中拌匀备用。

2 所有蔬菜材料全部放入沸水中氽烫一下，捞出泡水，待凉后切成条，盛入盘中撒葱花，食用时蘸调味料，搭配五谷饭进食即可。

豇豆炒豆腐干

材料 豇豆100克，豆腐干50克，青、红尖椒各30克，香菜1棵，蒜蓉、水淀粉、辣椒酱、白醋、香油、色拉油各适量，盐、味精各少许。

做法 ① 豆腐干切丁；青、红尖椒去蒂及子，洗净切丁；香菜洗净切段；豇豆洗净切段。

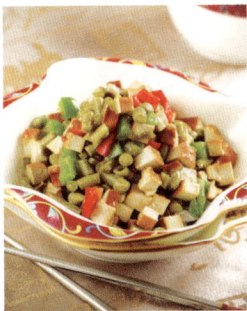

② 豇豆段放在碗中，加入清水浸过面，放入蒸笼中用中火蒸透。

③ 烧锅下油，先加入蒜蓉、辣椒酱爆香，接着放入豆腐干丁、豇豆段、辣椒丁，调入盐、味精、白醋爆炒至干香，用水淀粉勾薄芡，再放入香菜段炒匀，淋入香油即可。

药茶·药酒

荷叶茶

配方 荷叶10克。

做法及用法 将荷叶洗净，用开水冲泡，代茶饮。

功效 消脂减肥。

膏滋·丸剂

茯苓蜜膏

配方 白茯苓500克，蜂蜜1000克。

做法及用法 将白茯苓去黑皮，研为细末，用水漂去浮者，取下沉者，滤去水分，晒干，再研为细末，再漂再晒，反复3次，再研为细末，加入蜂蜜拌匀，熬成膏状即可。每日2次，每次服15克，用白开水送服。

功效 可健脾。适用于老年性浮肿、肥胖等症。痰湿体质的人慎服蜂蜜。

美味药膳

乌梅冰糖山楂汤

配方 干乌梅300克，桂皮1克，陈皮8克，山楂20克，冰糖200克。

做法及用法 将干乌梅、山楂分别洗净，掰成小块，然后将乌梅块、山楂块、陈皮、桂皮一起装入纱布袋内，并扎紧袋口，放入锅中，加入适量清水，先用大火烧开，再用小火煮20分钟左右，加入冰糖搅匀即可。

功效 生津止渴，清暑解毒，是减肥降脂的理想汤品。

当归枸杞子芹菜方

配方 西芹1棵，当归2片，枸杞子、酱油各1大匙，香油3大匙，盐适量。

做法及用法 当归加水熬煮5分钟，滤渣取汁备用；西芹剥开洗净切段，去掉茎胍；枸杞子用冷开水泡洗。西芹用盐腌10分钟后，再加入香油、酱油和当归水，腌至入味即可盛盘，然后撒上枸杞子装饰即可。

功效 瘦身减肥。

白发、脱发

头发不仅是健康的标志，它本身还有保护头部和大脑的作用。中医认为，发为血之余，头发与脏腑的关系十分密切，头发的美丽与否直接反映出人体五脏气血的盛衰。因此，可选用能促进气血运行、具有健发、美发功效的食疗方来保养头发，预防头发早白以及脱发。

【主要症状】

● 头发灰白，发枯燥稀疏，大量掉发。

● 头发易断、易分叉、干黄，头皮屑多。

【饮食原则】

● 日常饮食宜多样化，食物搭配要合理，以保持体内酸碱平衡，这对于健发、美发、防止头发早衰有重要作用。

● 适当食用富含不饱和脂肪酸的食物，因为不饱和脂肪酸能使毛发及肌肤自然健美，如黑芝麻、葵花子、花生仁等。

● 可适量食用富含蛋白质、碘、钙、维生素A、B族维生素、维生素E等营养成分的天然食物，如牛奶、鱼类、蛋类、豆类、绿色蔬菜、瓜果、粗粮等。

养生食疗方

黑白芝麻核桃粥

材料 糙米半杯，黑芝麻、白芝麻各2大匙，核桃仁3大匙，白糖适量。

做法 1 将糙米、黑芝麻、白芝麻、核桃仁分别洗净，糙米用清水浸泡约1小时。

2 将所有材料一同放入锅中，加适量水，先用中火煮沸后再改小火熬煮1小时，加白糖拌匀即可。

功效 乌发、生发。对须发早白、病后脱发有较好的改善作用。

花生杏仁粥

材料 大米240克，花生仁50克，杏仁25克，白糖2大匙。

做法 1 花生仁浸泡至软；杏仁放入开水中汆烫备用。

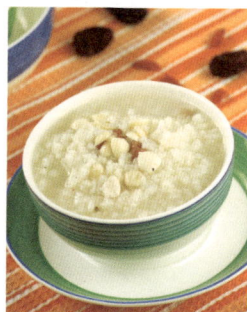

2 大米淘洗干净，浸泡30分钟后捞出，沥干水分，放入饭锅中，加适量清水，用大火煮沸后转小火继续煮，放入花生仁，煮45分钟，再放入杏仁及白糖，

搅拌均匀，煮15分钟，即可出锅。

黑芝麻双米粥

材料 鹌鹑蛋4个，黑芝麻、玉米粒各2大匙，小米1杯，冰糖适量。

做法 1 小米淘洗干净，用清水浸泡；黑芝麻磨成芝麻粉；鹌鹑蛋煮熟，去壳。

2 锅中加水煮开，加小米、黑芝麻粉和玉米粒煮开，再用小火煮熟。

3 加入冰糖煮化，最后放入鹌鹑蛋稍煮片刻即可。

功效 此粥富含维生素B_2，有助于头皮内的血液循环，增强头发的生命力，并对头发起到滋润作用。

简易单方

代赭石饮

配方 代赭石适量。

做法及用法 研成细末。每日早晚各服3克，开水送服，连服2～3个月。

功效 可有效缓解头发早脱的症状。

膏滋·丸剂

桑葚膏

配方 紫色鲜桑葚500克。

做法及用法 先将桑葚洗净，榨汁；然后将渣放入锅内加水煮透，去渣滤清，加入原汁，浓缩，一并收膏。每

次10克，每日2次，用白开水冲服。

功效 适用于年老肾亏津少、头晕目眩、心悸失眠、口燥咽干、头发早白等症。

美味药膳

芝麻茯苓核桃糊

配方 黑芝麻、茯苓粉各500克，核桃仁250克，红糖、蜂蜜各150克。

做法及用法 将黑芝麻、核桃仁一起研成细末，拌入蜂蜜、茯苓粉、红糖后，罐装密封，放入阴凉处保存。每日早晨取30克蒸熟食用即可。

功效 可有效乌发、润发。

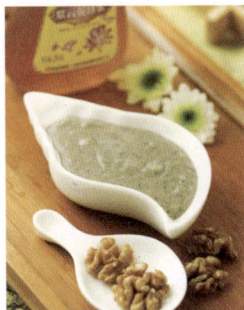

芝麻黑豆泥鳅汤

配方 泥鳅250克，黑芝麻、黑豆各30克，枸杞子、鸡精、盐各适量。

做法及用法 1 将黑豆、黑芝麻均洗净备用；泥鳅处理干净，放入开水中氽烫，然后捞出，洗净，沥干水分后下锅煎黄，铲起备用。

2 把做法 1 中的全部准备材料放入锅内，加适量清水，大火煮沸后，再用小火续炖至黑豆烂熟时，放入盐、鸡精调味，撒枸杞子即可。

乳腺发育不良

乳房的生长发育主要是受生殖内分泌轴系的多种激素的影响。中医认为，肾主生殖发育，女性乳房发育不良，多因肝肾之虚所致。因此，应从补肝益肾、健脾养胃入手，全面调节机体内分泌功能，提高雌性激素分泌水平，以促进乳房二次发育。

【主要症状】

● 胸部平坦，无曲线特点；触诊腺体组织不甚明显。

● 发生于单侧者，左右不对称；可伴同侧胸大肌发育不良或阙如。

【饮食原则】

增加营养，尤其是青年女性应多食含锌的瘦肉、核桃仁等。

养生食疗方

黄豆炖猪蹄

材料 猪蹄1对，黄豆100克，姜末、葱花各少许，豆瓣酱、泡椒酱各1大匙，高汤1碗半，盐1小匙，鸡精半小匙、色拉油、胡椒粉、花椒油、香油、水淀粉各适量。

做法 1 将黄豆挑去杂质，热水汆烫后捞出沥干；猪蹄刮净毛，汆烫后捞出沥干。

2 油锅烧热，放入豆瓣酱、泡椒酱、姜末炒香，加入高汤烧开，加盐、鸡精、胡椒粉调味，再放入猪蹄烧入味，加入黄豆烧10分钟，用水淀粉勾薄芡，淋上花椒油、香油，撒上葱花即可。

功效 猪蹄含大量胶质成分，可丰胸。

木瓜鸡爪煲

材料 木瓜1个，净鸡爪300克，花生仁50克，大枣5颗，高汤、盐各适量，白糖、胡椒粉、料酒各少许。

做法 1 花生仁、大枣泡透洗净；木瓜去皮、去籽，切块。

2 锅中加入木瓜块、鸡爪、花生仁、大枣、料酒、高汤，用小火煲40分钟后，调入盐、白糖、胡椒粉，再煲约15分钟即可。

功效 能补血调气，丰乳健胸。

皮肤粗糙

皮肤粗糙的主要原因是汗水与脂肪所形成的脂肪膜被破坏。如果不想肌肤提早老化，最好的办法就是给肌肤补充足够的水分，除了经常使用保湿美容产品外，还要注重从饮食上进行调理。

【主要症状】

皮肤脱皮，没有光泽，容易生痘痘。

【饮食原则】

● 油性皮肤者适宜选用凉性、平性的食物，少吃辛辣、油腻及温热性的食物，可适当食用清热类的食物。

● 中干性皮肤者适宜食用碱性食物，应尽量避免食用酸性食物，如肉类、鱼贝类等，可选用具有活血化瘀及补阴类的药膳。

养生食疗方

花生大枣炖猪蹄

材料 猪蹄250克，大枣、花生仁、姜、葱、枸杞子、盐、料酒、高汤、色拉油各适量，胡椒粉少许。

做法 ① 猪蹄洗净，拣净猪毛，剁块，水烧开，下猪蹄，煮净血水后捞出；大枣、花生仁泡透；姜切片；葱切段。

② 锅烧热，下色拉油，放入姜片、猪蹄块、料酒、葱段，爆炒片刻，加高汤、大枣、花生仁、枸杞子同煮，煮至汤色变白。

③ 最后加入盐、少许胡椒粉，煮至入味即可。

美味药膳

核桃银耳粥

配方 核桃仁20克，银耳5克，大枣5颗，粳米100克，枸杞子、冰糖各适量。

做法及用法 ① 银耳放入温水中泡发，去蒂，除去杂质，撕成瓣状；粳米淘洗；大枣去核洗净；核桃仁洗净。

② 将银耳、粳米、大枣、核桃仁一同放入锅内，加适量水，先用大火烧开，再转小火煮，待银耳熟烂、粳米成粥后，加冰糖搅匀，撒枸杞子即可。

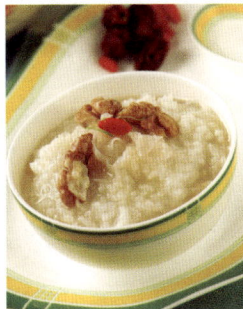

疲劳

疲劳是亚健康状态中最具代表性的症状之一，主要是由于精神受到负面刺激，不良习惯，过度劳累等多种应激源的影响。中医认为，疲劳主要由脾虚湿困、气血两虚所致。因此，疲劳的缓解应以健脾、除湿、补气养血为主。

【主要症状】

● 头痛、健忘、失眠。

● 浑身软弱无力，注意力不集中，精神恍惚。

● 体力不支，肌肉关节疼痛等。

【饮食原则】

多吃健脾胃、补气、祛湿的食物，多吃富含蛋白质和维生素的食物。

养生食疗方

什锦豆腐

材料 嫩豆腐300克，熟鸡肉、熟火腿、水淀粉、高汤、虾仁浆、色拉油各适量，葱段、辣椒、胡萝卜、盐、味精各少许，料酒、白糖各2大匙。

做法 1 豆腐切块，入沸水中余烫一下备用；熟鸡肉、熟火腿、胡萝卜均切成片。

2 起锅加入色拉油，油温至四成热时，下葱段略煸，加入鸡肉片、火腿片煸炒，再放入料酒、盐、白糖调味，注入高汤，放入豆腐块。

3 在中火上烧约5分钟，待汤汁收浓至1/3时，放入虾仁浆、辣椒、胡萝卜片、味精炒匀，用水淀粉勾芡即可。

美味药膳

桂圆双米粥

配方 小米、大米各100克，桂圆肉30克，枸杞子、红糖各适量。

做法及用法 1 将桂圆肉洗净。

2 小米、大米用清水淘洗2遍；枸杞子用温水泡发。

3 在瓦煲中加入适量清水，用中火烧开，放入小米和大米，改用小火煲25分钟左右。

4 在熬好的双米粥中加入桂圆肉、枸杞子、红糖，继续煲15分钟即可。佐餐食用。

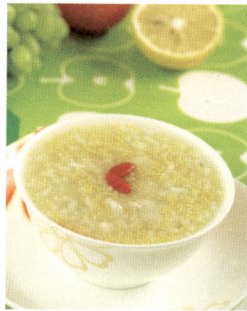

口 臭

引起口臭的原因有很多。中医认为，口臭的产生源于人体的各种急慢性疾病，如清代《杂病源流悄烛》中说："虚火郁热，蕴于胸胃之间则口臭，或劳心味厚之人亦口臭，或肺为火灼口臭。"所以患上口臭，切莫轻视，应该尽早及时地予以治疗。

【主要症状】

口中散发出来的令人尴尬的难闻气味。

【饮食原则】

● 一定要多吃脂肪含量低的食物，煎炸、油腻、荤腥食物最好不要吃，不仅容易上火，还会在口中残留异味。

● 应多吃容易消化和富含膳食纤维的素食，以促进胃肠蠕动。

养生食疗方

荔枝丝瓜

材料 荔枝10颗，丝瓜2根，盐、鸡精、色拉油各适量。

做法 ① 将荔枝去皮、去核；丝瓜刮去皮洗净，切片。

② 将荔枝放入开水中汆烫一下捞出。

③ 锅置火上，倒入色拉油，先放入荔枝急火快炒，再放入丝瓜片、盐、鸡精，待丝瓜熟透后出锅即可。

特效偏方·验方

清燥润肺汤

配方 霜桑叶、杏仁（炒）、枇杷叶、胡麻仁（炒研）、阿胶各9克，石膏12克，人参2克，甘草3克，麦门冬（去心）10克，蜂蜜适量。

做法及用法 先将枇杷叶刷去毛，涂蜜炙黄，备用；将所有药材放入砂锅中，水煎服。

功效 适用于肺阴虚热口臭。

药茶·药酒

丁香桂皮茶

配方 丁香4枝，桂皮2小匙。

做法及用法 将丁香和桂皮研碎，然后加1000毫升水在火上煮开，盖上盖子，用小火煮5分钟后关火，再闷上20分钟，然后滤掉丁香和桂皮，晾凉。直接饮用。

功效 此方具有消毒防腐功效，可以减轻口臭症状。

免疫力低下

免疫力是人体自身的防御机制，是人体识别和消灭外来侵入的任何异物（病毒、细菌等），处理衰老、损伤、死亡、变性的自身细胞以及识别和处理体内突变细胞和病毒感染细胞的能力。当人体免疫力低下时，下列问题就会反复发作：感冒、扁桃体炎、哮喘、支气管炎、肺炎、腹泻等，所以千万不可小觑。

【主要症状】

经常生病且生病后治疗效果不佳。

【饮食原则】

● 常食有助于提升免疫力的食物，如香菇、草菇、蒜、五谷类、豆制品、新鲜的黄绿色蔬菜和水果等。

● 要保证营养全面、均衡，食物品种尽量多样化，做到不偏食、不厌食。

养生食疗方

猪腰黄花菜

材料 猪腰500克，黄花菜50克，红椒丝、姜丝、葱丝、香菜叶、盐、白糖、水淀粉、色拉油各适量。

做法 ① 将猪腰处理干净，切成腰花块，汆烫后捞出沥干；黄花菜用水泡发，洗净切段。

② 锅烧热，下色拉油，先下葱丝、姜丝进行煸炒，待炒出香味后，下猪腰块爆炒。再加黄花菜、红椒丝、盐、白糖煸炒，最后用水淀粉勾芡，收汁后撒香菜叶即可。

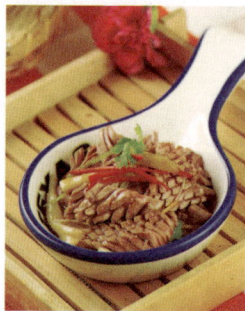

特效偏方·验方

板蓝根青叶方

配方 板蓝根、大青叶各20克，白菊花、金银花各10克。

做法及用法 将上述各味一起加水，先用大火煮沸后，改为小火煎煮20分钟，即可饮用。

药茶·药酒

刺五加酒

配方 刺五加200克，白酒1000毫升。

做法及用法 将刺五加浸泡到白酒中，泡10日后服用，每次服15～35毫升，每日1次。

功效 强身健体。

呃 逆

呃逆俗称"打嗝"，是膈肌不自主地间歇性、痉挛性收缩，同时声门关闭，从而产生的一种特殊声音。呃逆的原因有很多种，包括胃、食管功能或器质性改变，也可由外界各种刺激引起。一般情况下，呃逆可以自行停止，少数危重患者晚期也会出现呃逆，那是元气衰败，胃气将绝的征象。

【主要症状】

气逆上冲，喉间呃呃连声，不能自止。

【饮食原则】

- 饮少量水，在呃逆的同时咽下。
- 若呃逆没有特殊不适，可顺其自然，过一会儿就会停止。
- 中老年人或生病者突然呃逆连续不断，可能提示有疾病或病情恶化，要引起注意。

养生食疗方

青椒生姜胡萝卜汁

材料 胡萝卜、青椒各2个，菠萝汁适量，生姜5片。

做法 将胡萝卜洗净，去皮切片；青椒洗净切块，去掉中间的子。把准备好的胡萝卜片、青椒块、生姜片一同放入榨汁机中榨成汁，再加入适量菠萝汁调味即可。

特效偏方·验方

降逆顺气汤

配方 赤芍、当归、白芍各12克，桃仁、枳壳、木香、苏子、郁金、炮姜各9克，红花、灵磁石、川朴、牛膝、炒麦芽各15克，丹参18克，生赭石末30克。

做法及用法 以上所有中药用水煎服，每日早晚服用2次。

简易单方

柿霜饮

配方 柿子上之白霜6克。

做法及用法 将柿子霜用开水送服，每3小时服用1次。

美味药膳

核桃仁姜汤

配方 核桃仁15克，生姜适量。

做法及用法 把核桃仁研碎，与生姜一起熬汤。每日1次，连服数日。

盗 汗

盗汗是以人入睡后大量出汗，醒后汗泄即止为特征的一种病症，有生理性和病理性两种。无论是生理性还是病理性盗汗，护理工作都是十分重要的。另外，经常盗汗者还应注意自我养护，加强体育锻炼，增强体质。

【主要症状】

面色潮红、低热消瘦、食欲不振、情绪发生改变、体质比较虚弱、整夜出汗。

【饮食原则】

● 注意及时补充水分。

● 可以适量补充口服补盐液或用白开水加点盐和糖饮用，因为糖可以促进盐分的吸收。

养生食疗方

椰子肉煲鸡

材料 椰子1个，瘦肉100克，鸡1只（约500克），姜、葱末各适量，盐、鸡精各少许。

做法 1 新鲜椰子开壳取肉，切块；鸡洗净，切块；瘦肉切块；姜切片。

2 锅内烧水，水开后放入鸡肉汆烫去表面血迹，再捞出洗净。

3 将全部材料（盐、鸡精除外）放入汤锅，加适量水，大火煮沸，改小火煲2小时，以盐、鸡精调味，撒葱末。

简易单方

桑叶汁

配方 干桑叶5克。

做法及用法 将干桑叶于前日晚上用1杯凉开水浸泡，次日早晨空腹喝下，隔日1次。

功效 适用于体虚引起的手足麻木、自汗盗汗等。

特效偏方·验方

酸枣仁人参茯苓汤

配方 酸枣仁、人参、茯苓各等份，米汤适量。

做法及用法 将上述3味中药一起研为细末，每次取10克，用米汤调下。

第三章

内科疾病对症食疗

在日常生活中做一些简单、美味的小药膳，经济实惠的药茶、药酒及药蛋等，不仅能强身健体，具有较高的养生价值，而且能在生病时帮助我们尽早恢复健康。

高血压

一般认为，正常人安静时的收缩压不高于140毫米汞柱，舒张压不高于90毫米汞柱为正常血压值，如果收缩压大于等于140毫米汞柱或舒张压大于等于90毫米汞柱，就是高血压。持续的高血压不仅会迫使心脏超负荷工作，还会损伤动脉血管、大脑、肾脏等器官，因此应积极进行治疗。

【主要症状】

● 经常会出现气喘、胸闷、心悸的情况，尤其是稍稍活动之后。

● 经常会出现头晕、目眩、耳鸣等不适。

● 经常无缘由地感到头痛、头重、胸痛，感觉浑身乏力、酸痛，尤其是脚部无力、发麻。有时候会出现身体发热、咽喉干燥、肩颈酸痛等症状。

● 明显感觉尿量增多。

【饮食原则】

● 饮食以清淡、低盐为主，可适量吃些醋。

● 忌吃高脂肪食物，减少动物油脂的摄取量。

● 凡含淀粉较多的食物均应该少吃。

养生食疗方

椒油炝芹菜

【材料】芹菜500克，青红椒丝、姜末、花椒油、盐、味精、醋各适量。

【做法】1 将芹菜择去叶和根，用清水洗净，粗茎可劈成两半，然后切成3厘米长的段，放入开水锅内汆烫，捞出，用凉水过凉，沥干。

2 将芹菜加入盐、味精、醋拌匀，盛入盘内，放入青红椒丝、姜末，倒入花椒油，拌匀即可。

【功效】此菜品有降压、健胃、利尿、净血、调经、镇静等作用。适用于高血压症见肝阳上亢者。

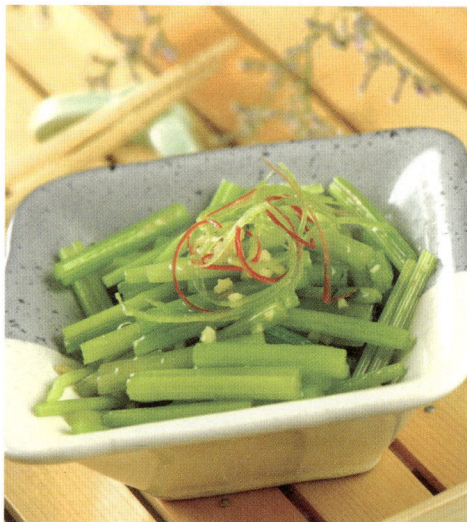

五味降压汤

材料 紫菜50克，芹菜100克，西红柿1个，荸荠5个，洋葱半个，盐少许。

做法 ❶ 将紫菜浸软去沙，洗净；芹菜洗净，切段；西红柿洗净，切片；荸荠洗净，去皮，切小块；洋葱洗净，切丝。

❷ 将所有材料一起入锅内，加清水适量，煮熟后加盐调味即可。

功效 清肝降压。适用于早期高血压。

简易单方

蜂蜜方

配方 蜂蜜30克。

做法及用法 将蜂蜜加温开水冲调即可，每日服2次。

功效 可清热解毒、降血压。适用于高血压及其并发症，如心脏病、动脉粥样硬化等。

特效偏方·验方

四味降压方

配方 黄精20克，夏枯草、益母草、车前子各15克。

做法及用法 将上述各药用水浸泡30分钟，煎煮30分钟，每剂煎2次，将2次煎液混合。每日1剂，早、晚分服。

功效 此方具有清热平肝，通经利尿，降压之效。

药茶·药酒

香蕉蜜茶

配方 香蕉50克，茶叶、蜂蜜各适量。

做法及用法 将茶叶放入茶杯中，用开水泡好。香蕉研碎，加到茶水中，再加蜂蜜即可。代茶温饮。

功效 可清热解毒，润肺滑肠，降血压。适用于高血压及其并发症，如动脉粥样硬化、冠心病等。

药蛋·药醋

醋蛋降压方

配方 醋500毫升，红皮鸡蛋1个。

做法及用法 将醋倒入带盖的容器内，鸡蛋洗净、浸入醋中浸泡1周后剥去鸡蛋软皮吃下，每周1个，3周为1个疗程。

功效 可显著降低血压，尤其是对由于情绪波动较大引起的血压升高有很好的疗效。

醋浸花生仁

配方 花生仁100克，醋200克。

做法及用法 将花生仁放入醋中浸泡7天。每晚睡前嚼服10颗，血压下降后可隔数日服1次。

功效 本方可降压、清热、活血，对保护血管壁、阻止血栓形成有很好的功效。

低血压

一般情况下，收缩压在100毫米汞柱以下就被视为低血压，多见于营养不良和体质较弱的人。低血压如果治疗不及时，严重时还能诱发脑卒中、心肌梗死等疾病，其危害不可小觑。不少厌恶肥胖的女性一味地减食，希望以这种方式达到减肥的目的，却往往因缺乏营养而患上低血压。

【主要症状】

● 经常会出现头痛、头晕症状，有时候还会感觉胸闷气短、精神状态不好。

● 经常感觉睡眠浮浅、食欲不振。

【饮食原则】

● 可适量吃一些高钠、高胆固醇的食物，以增加动脉紧张度，使血压上升。

● 生姜含挥发油，可刺激胃液分泌，促进消化并可使血压升高，烹饪时可多吃一些。

● 多吃蔬菜和水果。

特效偏方·验方

参芪麦门冬汤

配方 党参、麦门冬各10克，黄芪15克，五味子6克。

做法及用法 将以上4味中药加水煎服，每日1剂，分早、晚服用。

功效 可补益气血，滋阴生津。适用于气阴两虚型低血压者。

美味药膳

黑米大枣粥

配方 大枣、西米各25克，香米10克，黑米250克，白果、核桃仁、银耳、百合、桂圆肉各适量，冰糖100克。

做法及用法 1 将黑米、西米、香米分别用清水淘洗干净；大枣去核，洗净；银耳泡发，去蒂，洗干净，再放入沸水锅中蒸熟；白果、核桃仁、百合、桂圆肉分别洗净，备用。

2 锅中加入适量清水，先放入黑米，大火煮沸后转小火煮至米粒柔软，再加入香米、西米、桂圆肉、冰糖、百合、白果、核桃仁和大枣，用小火煮至粥汁黏稠。

3 最后放入银耳搅匀即可出锅。可经常食用。

功效 这道药膳有很多种保健功效，可补脑减压、养心安神，用于各种低血压。

高血脂

高血脂是中老年人常见的疾病之一，严重影响了中老年人的正常生活和健康。其危害是隐匿、渐进、进行性和全身性的。作为血液异常的标志，高血脂可引起脑出血、脑梗死、心绞痛、心肌梗死等多种严重疾病。中医多用养肝、柔肝、补肾、滋阴之法以达到降低血脂的目的。

【主要症状】

- 偏肥胖、经常出汗。
- 头晕、胸闷、胸痛、心悸、四肢麻木及心律不齐。

【饮食原则】

- 宜吃胆固醇含量低且富含膳食纤维的绿叶蔬菜、豆制品。
- 限制高脂肪食物的摄入。

养生食疗方

新鲜泡菜

材料 嫩姜10克，小黄瓜20克，胡萝卜30克，白萝卜60克，白醋1大匙，白糖、盐各1小匙。

做法 ❶ 将白萝卜、胡萝卜分别去皮，洗净切片；嫩姜、小黄瓜洗净，均切成菱形丁状。

❷ 将全部食材放入碗中用盐抓拌均匀，待食材出水后，用冷开水洗去盐分，并彻底沥干。

❸ 加入全部调料拌匀，腌渍3~4小时，期间需要翻动多次，使其均匀入味即可。

功效 此菜有很好的降脂作用，适宜高血脂患者食用。

特效偏方·验方

健脾降脂汤

配方 党参、黄芪、薏米、泽泻、生山楂各15克，茯苓、白术、扁豆、怀山各12克，半夏10克，陈皮6克，荷叶9克。

做法及用法 上述材料水煎服，每日1剂。

功效 健脾化湿、降血脂。

药茶·药酒

山楂荷叶茶

配方 山楂15克，荷叶20克。

做法及用法 将以上两味洗净、沥干，加水煎汤即成。代茶饮，每日1剂。

功效 适用于高血脂所致的头痛。

动脉粥样硬化

动脉粥样硬化是一种常见的血管疾病，多见于40岁以上的男性和绝经期后的女性。其中，高血压、高血脂和吸烟是导致其发病的最主要的三大因素。其他如肥胖、糖尿病、运动不足、紧张、高龄、家族病史、脾气暴躁等因素也能导致发病。

【主要症状】

心悸、胸痛、胸闷、头痛、头晕、四肢凉麻、视力降低、记忆力下降、失眠、多梦。

【饮食原则】

● 限制脂肪摄入量；少吃甜食；多吃新鲜蔬菜和水果。

● 严格控制盐的摄入量；不吸烟、少饮酒或不饮酒。

养生食疗方

花生仁拌圆白菜

（材料）圆白菜750克，蒜味花生仁30克，葱、盐、香油各适量。

（做法）将圆白菜、葱均洗净，切丝，沥干，放在大碗中，加入盐、香油，搅拌均匀，并放进冰箱腌2小时。待食用时，取出加入蒜味花生仁略拌一下即可。

特效偏方·验方

丹参通脉汤

（配方）丹参、赤芍、当归、鸡血藤、桑寄生各30克，黄芪、郁金、川牛膝、川芎各15克。

（做法及用法）上述材料水煎服，每日1剂，2个月为1个疗程。

药蛋·药醋

黑醋大蒜

（配方）大蒜500克，黑醋800毫升。

（做法及用法）先将大蒜剥皮洗净并擦干水分；然后将大蒜放入瓶子或可以密封的坛子里，倒入黑醋，盖上盖子，放置1个月即可。每天食用大蒜1～2瓣，并适量食用黑醋。

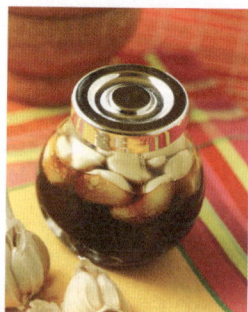

（功效）预防高血压和动脉粥样硬化。

糖尿病

当遗传因素、免疫功能紊乱、微生物感染等各种致病因子作用于机体时，会导致胰岛功能减退，从而引发血糖、蛋白质、脂肪、水和电解质等一系列代谢紊乱综合征，从而进一步发展为糖尿病。现代社会糖尿病的发病率很高，而且有年轻化的趋势。

【主要症状】

- 感觉嗓子发干，小便增多。
- 经常觉得肩部及手足麻木，并且身体浮肿，患有下肢脉管炎、足部溃疡。

【饮食原则】

- 少吃高油脂、高胆固醇、高盐与糖类食物。
- 三餐要定时定量，多摄取富含膳食纤维的食物。

简易单方

枸杞子煎剂

配方 枸杞子10克。

做法及用法 将枸杞子加水300毫升，煎沸1～2分钟，待冷却后将浓汁服下。早、晚各1次。夜间临睡前，将枸杞子细嚼，连汤液一起吞下。

功效 可调节血糖，适用于糖尿病患者。长期坚持，效果更佳。

特效偏方·验方

乌梅五参汤

配方 党参15克，丹参30克，元参、沙参各10克，玉竹参12克，乌梅30颗。

做法及用法 水煎服，每日1剂。

药茶·药酒

乌梅枸杞子茶

配方 乌梅、五味子、枸杞子、茺蔚子各适量。

做法及用法 将所有中药水煎即可。可代茶饮。

美味药膳

生地黄粥

配方 鲜生地黄150克，粳米100克。

做法及用法 将鲜生地黄洗净，用纱布挤汁；粳米加水煮成粥，粥熟后倒入生地黄汁，再用小火煮，煮沸即可。每日食用1～2次。

功效 此粥有利尿及降血糖的作用。

贫血

当人体血液中的红细胞数量或红细胞中血红蛋白的含量不足时，即产生了贫血。贫血可分为缺铁性贫血和再生障碍性贫血等。其中缺铁性贫血是体内铁的储量不能满足人体红细胞生成的正常需要而发生的贫血；再生障碍性贫血的发病与中药、化学毒物、辐射、病毒感染等有关。

【主要症状】

感觉走路乏力，经常出现头晕目眩等症状。

【饮食原则】

● 食物应烹调精细、软烂、易消化，宜少食多餐。

● 在平衡膳食的基础上，要多摄取富含蛋白质、维生素、铁质的食物。可适量多食瘦肉、肝脏、肾脏、动物血、蛋类、蔬菜、水果等。

养生食疗方

猪肝炒菠菜

【材料】猪肝150克，菠菜段、干淀粉、盐、酱油、味精各适量。

【做法】将猪肝洗净切片，再将其和干淀粉、盐、酱油、味精搅拌调匀，然后与菠菜段一起放入锅内炒熟即可。

药茶·药酒

熟地黄酒

【配方】熟地黄90克，枸杞子60克，当归30克，白酒适量。

【做法及用法】将熟地黄、枸杞子和当归切碎，放入纱布袋内，扎紧袋口，置于酒坛内，倒入白酒密封，隔水蒸2小时后，再埋入土中保存7天，以除火毒，取出后即可服用。每日2次，每次服用20毫升。

何首乌桂圆酒

【配方】何首乌、桂圆肉、鸡血藤各250克，米酒1500毫升。

【做法及用法】将何首乌、桂圆肉、鸡血藤一起放入米酒中浸泡10天即可。每次服15~30毫升，早晚各1次。

美味药膳

大枣薏米粥

【配方】糙糯米100克，薏米50克，大枣15颗，白糖适量。

【做法及用法】把糙糯米、薏米和大枣放在一起煮成粥，加入白糖调味即可食用。

甲状腺功能亢进

甲状腺功能亢进简称甲亢，是由多种原因引起的甲状腺激素分泌过多所导致的内分泌疾病，是一种常见病、多发病。男女均可发病，以中青年女性居多。发病率有逐年增高的趋势，虽不是顽症，但也是一种较难治愈的疑难杂症，应引起我们的高度重视。

【主要症状】

甲状腺肿大、突眼、双手颤动、多食、消瘦、怕热、多汗、情绪易激动等。

【饮食原则】

● 适当增加矿物质、糖类、维生素的供给。

● 忌烟酒；忌食辛辣刺激性食物。

养生食疗方

鹌鹑莲子汤

材料 干莲子30克，鹌鹑肉100克，大枣3颗，葱花、盐、味精各适量。

做法 1 鹌鹑肉洗净切块；干莲子用清水浸泡片刻，洗净。

2 将做法 1 中材料放入砂锅中，加适量清水，烧开后放入大枣，转用中火煲1小时，加入盐、味精，撒葱花即可。

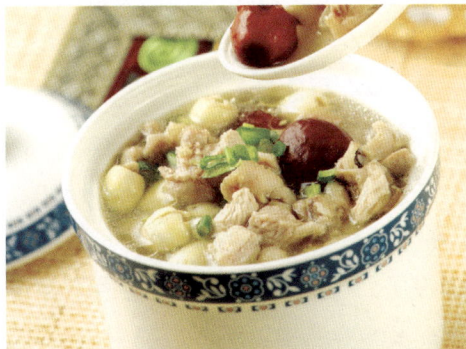

特效偏方·验方

消结饮

配方 黄芪、夏枯草各25克，白芍、香附各12克，生地黄15克，何首乌20克。

做法及用法 水煎服。每日1剂。

美味药膳

五味瘦肉汤

配方 竹茹、淡菜各15克，桔梗9克，龙骨、牡蛎各30克，猪瘦肉块200克。

做法及用法 将上述所有中药洗净，与猪瘦肉块一起放入砂锅内煲汤，待药味飘出再煲30分钟即可食用。

功效 此药膳对甲亢有很好的辅助改善效果。

神经衰弱

神经衰弱是指由于某些长期存在的精神因素而引起脑功能活动过度紧张，从而引起精神活动能力减弱的症状。《灵枢·大惑论》云："卫气不得入于阴，常留于阳。留于阳则阳气满，阳气满则阳蹻盛；不得入于阴则阴气虚，故目不瞑矣。"可见，阴阳失调是导致神经衰弱的关键所在。

【主要症状】

● 经常出现头痛、头昏、心悸、紧张、浑身乏力等症状。

● 情绪波动大，经常感觉到烦躁、沮丧。

● 睡眠质量不好，常常感觉不易入睡或很早就醒了。

● 一周有3天以上感觉自己精神状态不好。

【饮食原则】

● 饮食需清淡，宜食富含多种营养的食品，忌食辛辣等刺激性食品。

● 不可多吃油腻煎炸之物，不宜傍晚喝浓茶、咖啡或含咖啡因的饮料。

● 多吃天然食材，少吃罐头类加工食品。

简易单方

三七安神方

配方 三七0.5克。

做法及用法 将三七研末，睡前服用，每日1次，服后20分钟即可入睡。

特效偏方·验方

芡实合欢甘草汤

配方 芡实25克，合欢皮15克，甘草3克，红茶1克，红糖适量。

做法及用法 将芡实、合欢皮、甘草加水1000毫升，煮沸30分钟，去渣，加入红糖，再煎至剩300毫升时，加入红茶即可。每日1剂，分3次温服。

功效 可预防和缓解神经衰弱、倦怠疲乏。

药茶·药酒

薰衣草花茶

配方 薰衣草适量。

做法及用法 用沸水冲泡即可。代茶饮，可经常饮用。

功效 能舒畅紧张的情绪、缓解头痛、舒缓压力、改善失眠程度。用于神经衰弱及夜寐不安、心悸、胸闷者。

脑萎缩

脑萎缩是指由于各种原因导致脑组织本身发生器质性病变而产生萎缩的一类神经精神性疾病，主要包括小脑萎缩和大脑萎缩两种。中医认为，脑萎缩虽病位在脑，但与各脏腑功能密切相关，因此危害极大。

【主要症状】

头晕、头痛、表情呆滞、失语、寡言少动、自主活动缓慢、站立不稳、语言不利、吞咽困难、排便困难、性功能减退或出现障碍等。

【饮食原则】

多吃蔬菜、水果等富含膳食纤维和维生素的食物，饮食宜清淡。

养生食疗方

牛蒡豆皮丝汤

材料 新鲜牛蒡15克，豆皮60克，盐适量，味精少许。

做法 ① 将新鲜牛蒡用清水洗净，去皮后切片；豆皮加水泡软，然后切丝备用。

② 锅中加适量清水，煮开后加入牛蒡与豆皮丝炖煮，熟后加调料调味即可。

药茶·药酒

山楂枸杞子茶

配方 山楂、枸杞子各15克。

做法及用法 将山楂、枸杞子分别洗净，用沸水浸泡2小时，代茶频饮。

功效 此茶有健脑功效。

膏滋·丸剂

葡萄藕蜜膏

配方 鲜藕、葡萄各500克，蜂蜜适量。

做法及用法 先将鲜藕、葡萄洗净，切成碎末，以清洁纱布包拧取汁液，加蜂蜜（量为膏的1倍）以小火煎熬浓缩成膏。以开水冲服，每次1汤匙。每日2～3次。

美味药膳

桃仁黑芝麻糊

配方 桃仁10克，黑芝麻25克，白面、色拉油适量。

做法及用法 白面加色拉油炒熟，桃仁、黑芝麻炒焦，服用时用沸水冲调成糊状。每次2～3汤匙，每日1～2次。

阿尔茨海默病

阿尔茨海默病是指老化程度超过生理性老化，或过早老化，使脑功能发生障碍，引起获得性、持续性智能障碍，或有记忆和认识功能障碍。伴有语言、视觉、情感或性格改变，严重影响社会活动。

【主要症状】

- 毛发脱落、皮肤皱缩；体重减轻、肌肉萎缩。
- 兴趣逐渐狭窄，记忆力减退，注意力不易集中。
- 难于接受新事物及适应新的环境。
- 语言、动作日益减少和缓慢。
- 经常感到坐立不安、多疑、有虐待行为，甚至出现妄想、幻觉。

【饮食原则】

饮食要以均衡为主要原则，注意补充含维生素E、维生素C和胡萝卜素丰富的食品。

养生食疗方

花生粳米粥

材料 花生仁45克，粳米60克，冰糖适量。

做法 将上述所有材料一起放入砂锅内，加水煮至米烂汤稠即可食用。

功效 可延缓脑功能衰退。

特效偏方·验方

多味地黄汤

配方 熟地黄、怀山、枸杞子、巴戟各15克，山茱萸、茯苓、当归、五味子各12克，牡丹皮、鹿角胶（烊化）各10克，泽泻9克，远志6克，大枣5颗。

做法及用法 将上述所有材料用水煎服，每日1剂。

药茶·药酒

山楂菖蒲饮

配方 山楂20克，石菖蒲9克。

做法及用法 将山楂洗净，去子，切薄片。把山楂片和石菖蒲一起放入杯中，用开水冲泡，代茶饮即可。

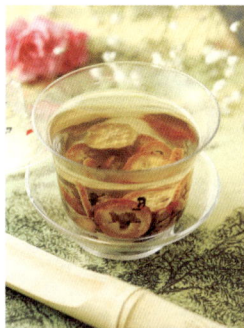

面神经麻痹

面神经麻痹又称面瘫，是指原发于面部神经周围的损害。患者以男性居多，且多发于20~40岁，发病无明显的季节性。通常，面神经麻痹患者大多会因为头面部受冷而瞬间发病，病程快，一旦治愈，很少复发。

【主要症状】

口角歪斜、面肌麻痹、舌头前2/3味觉减退或消失、口角漏风、前额皱纹消失、眉毛下垂、眼裂扩大、鼻唇沟平坦等。

【饮食原则】

● 日常饮食多吃些新鲜的蔬菜水果，以补充维生素。
● 主食尽量以粗粮或粗面制成的半流食或软食为主。

养生食疗方

鲜羊鱼汤

材料 羊腿肉400克，鱼肉200克，胡萝卜1根，胡椒粉、葱花、姜片、肉豆蔻粉各少许，料酒2大匙，鸡精半小匙，盐适量，月桂叶2片。

做法 ① 羊腿肉经冷水浸洗后切块，放沸水中加少许料酒、葱花、姜片、肉豆蔻粉，去除血污和膻腥味。

② 将鱼肉剔骨，去外皮，切成厚片；胡萝卜洗净切片备用。

③ 汤锅中加适量清水烧沸，放入羊腿肉块、胡萝卜片、姜片、料酒、月桂叶煮30分钟，再放入鱼肉片煮至汤色乳白时，拣出姜片、月桂叶，加入盐、鸡精、胡椒粉调味，撒入葱花即可。

药茶·药酒

茯苓酒

配方 茯苓60克，白酒500毫升。

做法及用法 将茯苓泡入白酒罐中，浸泡7天后即可饮用。

美味药膳

归参鳝鱼汤

配方 当归、党参各15克，新鲜鳝鱼500克，盐、葱末、姜末各适量。

做法及用法 将鳝鱼去头、骨、内脏后，洗净切丝；当归、党参用纱布包起来，加水煎煮1小时后捞出，加入鳝鱼丝、盐、葱末、姜末调味后煮熟。佐餐食用，喝汤吃鱼。

胃 炎

胃炎简单地说就是胃黏膜的炎症，可根据症状的急缓分为急性和慢性。中医认为，胃炎大多是因为长期心情郁闷、情志不调，饮食无节制、暴饮暴食，生活过于紧张、休息不足等导致肝气郁结，脾失健运，胃脘失和，继而引发胃部不适。

【主要症状】

经常感到上腹部饱胀、不适或疼痛，餐后明显，同时伴有其他消化不良症状，如嗳气、反酸、恶心、呕吐、食欲不振等。

【饮食原则】

● 尽量进食较精细、易消化、富有营养的食物；少吃肥、甘、厚、腻、辛辣等食物。

● 吃饭时要细嚼慢咽，这样可以减少粗糙食物对胃黏膜的刺激。

简易单方

韭菜汁

(配方) 带根韭菜250克。

(做法及用法) 将韭菜洗净，捣汁，以温开水冲服，1次服下，每日3次。

(功效) 可缓解急性胃肠炎引起的不适症状。

特效偏方·验方

茯苓山楂汤

(配方) 白茯苓、山楂、神曲各15克，陈皮、半夏、藿香、川朴、枳实、生姜各9克，砂仁6克，甘草3克。

(做法及用法) 将以上所有中药一起用水煎服。

药茶·药酒

柿干松子茶

(配方) 柿干5片，松子适量。

(做法及用法) 将柿干切块，加水刚好盖过柿干后，用大火煮沸后放入松子并转为中火焖煮约3分钟，喝汤即可。

美味药膳

糖炸生姜

(配方) 生姜、绵白糖、香油各适量。

(做法及用法) 鲜姜切片，带汁放入绵白糖中，蘸上绵白糖后放入已加入香油且烧至七成热的锅内煎炸，待姜片颜色变深后出锅。每次2片，趁热吃下，每日2～3次，10天为1个疗程。

胃及十二指肠溃疡

胃及十二指肠溃疡是由酸性胃液刺激而发生的胃或十二指肠的内壁溃烂或受伤。胃溃疡疼痛多出现在饭后0.5～2小时，而十二指肠溃疡疼痛则多出现在饭后2～4小时。饮食不节、服药不当致使脾胃受伤等因素都可导致脾胃功能失调，进而引发胃及十二指肠溃疡。

【主要症状】

● 出现反复发作的节律性上腹痛，常常伴有反酸、灼热感、嘈杂感等。

● 饭后2～3小时内，心窝处会有疼痛感觉。胃部有勒紧的不适感及胸口闷烧。

● 恶心、呕吐，甚至会出现吐血。

【饮食原则】

● 宜遵守少食多餐、定时、定量、清淡营养的饮食原则。

● 肠胃溃疡患者若胃酸过多应多摄取富含蛋白质的食物，因为蛋白质能保护胃壁。

● 牛奶具有保护胃肠黏膜的作用，稍微加热后饮用，效果更明显。

● 辛辣刺激、味重的食物应少吃或不吃。

简易单方

圆白菜饮

配方 圆白菜适量。

做法及用法 将圆白菜榨汁代茶饮。每日2次，空腹温服，每次1杯。

功效 圆白菜中的氨基酸能够滋养消化道的细胞。

药蛋·药醋

三七炖鸡蛋

配方 鸡蛋1个，蜂蜜30毫升，三七粉3克。

做法及用法 将鸡蛋打入碗中搅拌，加入三七粉，隔水蒸熟，加蜂蜜调匀即可食用。

美味药膳

芡实猪肚汤

配方 猪肚1个，芡实、莲子各25克，大枣10颗。

做法及用法 猪肚洗净，放入开水中汆烫捞出；芡实洗净；大枣去核洗净；莲子去心，用清水浸1小时捞出。将所有中药放入猪肚内，加适量清水，大火煮沸后，转小火煲2小时即可。

胃下垂

胃下垂是胃体下降至胃生理最低线以下的位置。其主要病因是由于悬吊、固定胃位置的肌肉和韧带松弛无力以及腹部压力下降，使得整个位置降低、胃蠕动减弱。另外，先天禀赋不足、体质虚弱，后天饮食没有规律、暴饮暴食等也会导致胃下垂。

【主要症状】

● 腹胀、恶心、嗳气、胃痛，偶有便秘、腹泻。

● 眩晕、乏力、食欲不振。

【饮食原则】

● 应多食用一些营养价值高、细软易消化的食物，如鱼、豆浆、牛奶、鸡蛋等。

● 多食用一些新鲜蔬菜和水果，适当减少进食膳食纤维含量丰富的食物。

养生食疗方

猪肚瘦肉汤

材料 猪肚200克，猪瘦肉50克，大枣、白果各20克，姜片少许，料酒半大匙，盐1小匙，干淀粉适量。

做法 1 猪肚用盐、干淀粉用力抓洗，再用清水冲净，反复几次至干净无异味，切块，入沸水略汆烫，捞出。

2 猪瘦肉洗净切片；大枣洗净去核；白果去皮洗净。

3 锅内注入适量清水，放入猪肚块、猪瘦肉片、大枣、白果、姜片、料酒，用大火煮开，再改小火煲约1小时至熟，加盐调味即可。

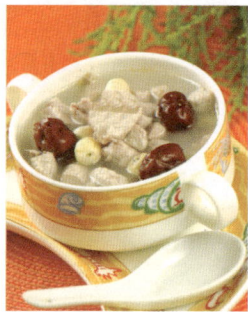

功效 猪肚味甘微温，入脾胃经，可以补中益气、益脾胃、助消化、止泄泻、止渴消积等。

美味药膳

猪肚黄芪陈皮汤

配方 猪肚1个，黄芪200克，陈皮30克，姜、葱、盐各适量。

做法及用法 将猪肚去脂膜、洗净，黄芪、陈皮用纱布包好放入猪肚中，用麻线扎紧，用小火炖，炖熟后加调料调味，趁热食肚饮汤，2天内吃完。5个猪肚为1个疗程。

功效 改善胃功能，预防胃下垂。

胃酸过多

胃酸过多是指消化道出现了病症，当吃比较酸的食物时，就会更加刺激胃酸的分泌，这时胃酸便会渗透到已经破损的胃黏膜，从而刺激胃肠而发生疼痛。通常情况下，症状轻者通过饮食调节就可得到缓解，如果症状严重，应及时就医治疗。

【主要症状】

胃灼热、胃痛。

【饮食原则】

● 饮食以清淡、易消化的食物为主；忌食刺激性的食物，如大蒜、辣椒等。

● 饮食要有规律，可采取少食多餐的方式。

● 不要喝酒和咖啡，特别是酒，以免对胃过度刺激。

养生食疗方

牛奶玉米汤

材料 玉米粒、牛奶各100克，面粉适量。

做法 1 汤锅内倒入3碗水，烧开后下入牛奶、玉米粒煮开。

2 将面粉调水倒入锅内，煮开即可。

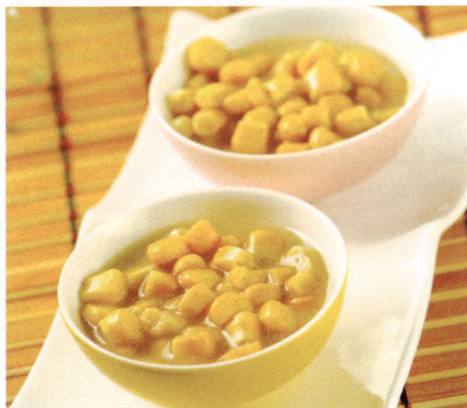

简易单方

龙胆方

配方 龙胆2～3克。

做法及用法 摘取当年10月至次年3月的新鲜龙胆，把茎部切下来后，将其清洗干净，晒2～3天，然后放入药罐或砂锅中，加入600毫升水，煎至水量剩1/2时即可饮用。在饭前30分钟饮用，每日3次。

药茶·药酒

姜茶饮

配方 姜末1小匙。

做法及用法 将姜末加入1杯沸水中，浸泡10分钟，代茶饮。

胆囊炎

胆囊炎是细菌性感染或化学性刺激（胆汁成分改变）引起的胆囊性病变，为胆囊器官的常见病，发病率仅次于阑尾炎。本病多见于35～55岁的中年人，尤其多见于多次妊娠的女性。

【主要症状】

经常感觉右上腹部隐痛、腹胀、嗳气和恶心，有时会感觉右肩胛下、右季肋或右腰等处隐痛，胆囊区腹肌紧张、明显压痛、反跳痛等。

【饮食原则】

- 宜吃富含蛋白质、糖类、膳食纤维、维生素A的食物。
- 烹调方式最好选用蒸、煮、烩、炖、熬的方法，忌用油煎、炸的烹调方法。
- 忌吃高脂肪和高胆固醇食物，忌食辛辣刺激性食物，尤其要忌酒。

养生食疗方

红薯粳米粥

材料 红薯250克，粳米100～150克，白糖2大匙。

做法 ① 将红薯洗净，连皮切成小块；将粳米除去杂质，用水淘洗干净，备用。

② 在锅中加入适量水，放入粳米、红薯块同煮成粥，待粥将熟时，加入白糖调味，煮沸即可。

膏滋·丸剂

猪胆江米丸

配方 猪胆汁、江米面各适量。

做法及用法 先用小火将江米面炒成黄色，冷却后用胆汁和面，制成稍大的如黄豆粒的药丸，放通风干燥处备用。每次15～20丸，每日2次。

美味药膳

双豆芦根粥

配方 红小豆50克，绿豆30克，鲜芦根100克。

做法及用法 将红小豆、绿豆、鲜芦根分别洗净，一起放入锅里，加入适量的水，大火煮沸后，改小火熬煮成粥即可。直接服用，每日2次。

功效 绿豆是凉性食物，不适合长期食用此粥。

脂肪肝

脂肪肝是因脂肪代谢紊乱，致使肝细胞内脂肪积聚过多引起的病变。脂肪肝的脂类主要是甘油三酯。脂肪肝多为长期酗酒、营养过剩、糖尿病等慢性疾病所致。另外，生活不规律、饮食不节制、缺乏锻炼也是其最常见的病因。

【主要症状】

疲倦乏力、食欲不振、经常便秘、恶心呕吐、右上腹有沉重感、饭后感到腹胀、肝区或右上腹隐痛等。

【饮食原则】

- 饮食要均衡，控制热量摄入，以便使肝细胞内的脂肪逐渐氧化。
- 多吃高蛋白的食物和新鲜蔬菜。
- 不要在睡前进食，也不要暴饮暴食。
- 平时要少吃高热量、高脂肪的食物，如甜食、动物内脏、鱿鱼等。
- 应限制糖类的摄入量。

养生食疗方

豆腐炖南瓜

材料 南瓜300克，豆腐320克，青豆40克，大枣12颗，酱油1大匙，盐1小匙，香油2小匙，高汤适量。

做法 ① 南瓜切大块（子及皮不去除）；豆腐洗净，切大块。

② 锅中加入高汤、酱油、大枣、豆腐块、青豆及南瓜块。

③ 先以大火煮至水沸后，改用小火焖煮至南瓜熟透。起锅前加盐、香油调味即可。

功效 降低血脂，预防脂肪肝。

美味药膳

绿豆薏米粥

配方 绿豆、薏米各1大匙，蜂蜜少许。

做法及用法 将薏米、绿豆洗净，用清水浸泡一夜。将浸泡的水倒掉，将绿豆和薏米倒入锅中，加适量水，用大火烧开。然后转小火煮至熟透即可食用。吃的时候可依个人口味放少许蜂蜜调味。

功效 有清热解毒、消脂瘦体的功效，可以清除掉身体内部多余的脂肪，预防脂肪肝。

黄疸

黄疸俗称黄病，是因人体血液中的胆红素浓度增高所引起的皮肤、黏膜和眼球巩膜等部分发黄的症状。某些肝脏病、胆囊病和血液病也会出现黄疸的症状。

【主要症状】

腹胀、腹痛、食欲不振、恶心、呕吐、腹泻或便秘、皮肤瘙痒、心动过缓、精神萎靡。

【饮食原则】

饮食宜清淡，勿嗜酒，忌食辛热肥甘之物。

养生食疗方

草菇炒瓜片

材料 小黄瓜4根，草菇8个，葱末、姜末、盐、鸡精、料酒、高汤、色拉油各适量。

做法 ① 草菇去蒂，洗净，切片，在开水中汆烫一下捞出沥干；小黄瓜洗净，切片备用。

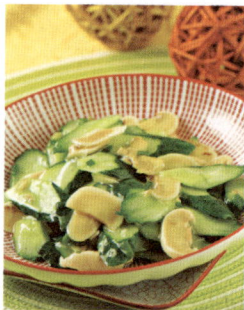

② 锅烧热，下色拉油，放入葱末、姜末炒香，加黄瓜片、草菇片翻炒。

③ 最后加入高汤、料酒、盐、鸡精调味炒熟即可。

功效 可缓解身热烦渴、湿热黄疸、小便不利等病症。

药茶·药酒

茵陈白茅根茶

配方 茵陈、白茅根（干品）各30克，甘草4克。

做法及用法 将所有中药加水以大火煮沸后，再用小火续煮30分钟，滤渣代茶饮。三餐及睡前喝，喝3天停1天，持续半个月。

美味药膳

甲鱼山楂汤

配方 甲鱼1只，生山楂30克。

做法及用法 将甲鱼去头、肠，不去甲，与生山楂一起加水煮至肉熟烂，去山楂。吃肉喝汤，每周1次。

功效 可预防和缓解黄疸症状。

慢性结肠炎

慢性结肠炎是一种慢性、反复性、多发性的以结肠、乙状结肠和直肠为发病部位的疾病。中医学认为，慢性结肠炎的"腹泻"属于"久泻"的范畴，是由于脾虚而失去正常运化功能所致，在治疗上应根据情况采取温健脾阳、疏肝健脾和温补脾肾的方法。

【主要症状】

左下腹疼痛，腹泻；大便带有黏液，经常出现便秘；身体消瘦，精神不振。

【饮食原则】

● 避免吃多油及多脂类食物。

● 注意补充蛋白质及维生素。食用易消化的优质蛋白质食品，如鱼、蛋、豆制品。多吃富含维生素的新鲜蔬菜，最好食用菜汁，以减少纤维的摄入。

● 如有脱水低钠现象时，应及时补充淡盐水，或食用菜叶汤，以补充水、盐和维生素。

养生食疗方

蘑菇豆腐煲

材料 金针菇100克，松蘑150克，豆腐1块，酸菜80克，粉丝70克，香菜碎、色拉油、盐各适量。

做法 ① 豆腐切小块，入沸水汆烫，冷水过凉；金针菇、松蘑浸水泡软，去蒂；粉丝泡软，切成20厘米长的段。

② 酸菜切成细丝，将松蘑码进砂锅铺底，将粉丝、酸菜码上，再码上一层豆腐，最后用金针菇封顶。

③ 将浸泡金针菇和松蘑的水倒进砂锅，大火烧沸，加盐、色拉油，盖盖用小火炖至蘑菇熟烂。出锅后撒上香菜碎。

美味药膳

薏米陈皮鸭肉汤

配方 鸭肉250克，陈皮6克，炒薏米、莲子各30克，姜4片。

做法及用法 将鸭肉洗净，切块，把其他材料洗净一齐放入锅内，加清水，大火煮沸，改小火煲2～3小时后即可食用。

功效 有效改善胃肠道消化功能差者，如慢性结肠炎、胃炎等。

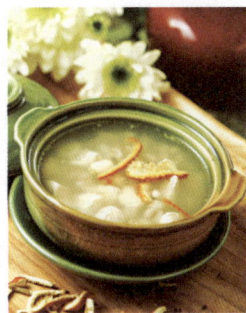

消化不良

消化不良是指与饮食有关的一系列胃部不适症状的总称，是一种由胃动力障碍所引起的疾病。引起消化不良的原因很多，包括胃和十二指肠部位的慢性炎症导致食管、胃、十二指肠的正常蠕动功能失调等。

【主要症状】

胸闷、腹胀、打嗝、肚腹疼痛、进食后有烧灼感等。

【饮食原则】

饮食要以清淡、易消化、少油腻为基本原则，合理安排一日三餐，均衡营养，防止大量饮酒。

养生食疗方

胡萝卜荸荠汤

材料 香菜15克，胡萝卜200克，荸荠100克，盐、醋、香油各适量。

做法 1 将香菜、胡萝卜、荸荠分别洗净，香菜切成碎末，胡萝卜去皮切成菱形片，荸荠切成块状。

2 将胡萝卜片、荸荠块一起加水煎煮，最后加入盐、醋，淋入香油，撒上香菜末即可。

特效偏方·验方

三黄栀子汤

配方 黄连、栀子各9克，黄芩、黄檗各6克。

做法及用法 将黄连、黄芩、黄檗、栀子用纱布包扎好，加入6000毫升水，煮至剩下2000毫升水时即可。分2次服用。

美味药膳

芡实糯米怀山粥

配方 芡实、怀山、糯米粉、白糖各500克。

做法及用法 把芡实晒干，与怀山一起碾为细粉，然后与糯米粉及白糖拌和均匀，备用。取混合粉适量，加入冷水调成稀糊状，然后加热烧熟即成芡实怀山糊。每日早晚温热空腹食用，每次用混合粉50～100克，连用7～10日为1个疗程。

功效 此粥可有效缓解消化不良引起的腹胀症状。

食欲不振

造成食欲不振的原因较多，如情绪不佳、睡眠不足、疲倦、食品单调等因素都可导致暂时性食欲不振。此外，过食、过饮、运动量不足、慢性便秘也可能导致食欲不振。如果长时间没有进食的欲望，应引起足够的重视。

【主要症状】

● 平时很喜爱吃的东西，现在一点也不想吃。

● 看到别人吃东西会有恶心的感觉，闻到油味就想吐。

【饮食原则】

● 饮食上应多样化，用色、香、味来打开胃口。

● 就餐时心情要好。舒畅的心情会促进胃肠道的蠕动，增强胃肠道对食物的消化和吸收。

● 控制过盛的食欲，改变日常生活中暴饮暴食的不良饮食习惯。

养生食疗方

糖醋藕片

材料 嫩藕600克，辣椒末少许，白糖、醋各30克，盐、色拉油各适量，花椒粒5克。

做法 ① 嫩藕切薄片泡于盐水中，泡后入沸水中氽烫，捞起浸凉沥干。

② 锅置火上，倒色拉油烧热，用小火炒香花椒成花椒油后，将花椒捞出不用，留油放凉备用。

③ 将藕片加入白糖、醋、盐及花椒油拌匀，放置半天，然后撒上辣椒末使其入味即可。

功效 可改善食欲不振。

特效偏方·验方

人参藿香陈皮汤

配方 人参、藿香、远志、穹䓖、菖蒲、白术、白芷、陈皮各适量。

做法及用法 将藿香去梗，远志去心，陈皮去白切片焙好，再将上述所有中药研制成末，用水煎。饭前半小时温服即可。

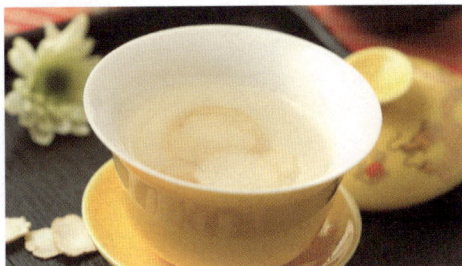

腹泻

通常，食物在经过消化道时，大肠会吸收多余的水分，但有时大肠由于各种原因不能吸收多余的水分，多余的水分就会随粪便排出体外，由此便产生了腹泻。本病一年四季均可发生，但以夏、秋两季最为多见。

【主要症状】

排便次数增多、粪便稀薄或泻出水样便、浑身酸软无力。

【饮食原则】

- 饮食以少油腻、高蛋白、高热量、高维生素为主。
- 腹泻时忌食生冷、油腻食物。

养生食疗方

苹果糙米粥

材料 苹果700克，糙米100克，白糖2大匙，枸杞子少许。

做法 1 将苹果洗净，去核，切2厘米见方的块；糙米洗净，加水浸泡1小时以上。

2 将糙米放入铝锅内，加适量水，用大火煮沸，加入白糖、苹果块，再用小火煮30分钟出锅装碗，撒枸杞子。

药蛋·药醋

浓醋茶

配方 生姜15克，鸡蛋3个，米醋15毫升，盐、葱、色拉油各适量。

做法及用法 先将鸡蛋打碎，生姜切碎，加入盐、葱混合搅匀，用色拉油煎炒成鸡蛋饼，将熟时用米醋炙之即成，可作为小点心吃。

功效 此茶健脾温中，适用于寒泻之症。

美味药膳

大枣栗子粳米粥

配方 大枣10颗，栗子250克，粳米100克，茯苓20克，白糖30克。

做法及用法 将上述中药加水共煮，熟后加白糖服用。

便 秘

中医认为，便秘主要是因为贪吃辛辣刺激性食物、忧愁思虑、久坐久病等造成的。需要注意的是，通常人们认为人每天必须排便一次，其实，排便的频率并没有固定的标准。如有些人几天才排便一次，并无不适感，就不是便秘。

【主要症状】

常会有胀气现象；有口臭症状；几天才排便一次，且排便困难。

【饮食原则】

● 多食新鲜蔬果，增加纤维素的摄入。多食富含B族维生素及润肠的食物，如粗粮、豆类、银耳、蜂蜜等。

● 主食不要过于精细，适当吃些粗粮。

● 忌辛辣热燥类食物。

养生食疗方

凉拌魔芋丝

材料 魔芋150克，小黄瓜1根，金针菇50克，酱油、香油、白醋各1大匙。

做法 1 将魔芋切细丝，金针菇用清水洗净，分别放入沸水中氽烫，然后捞起、沥干备用。

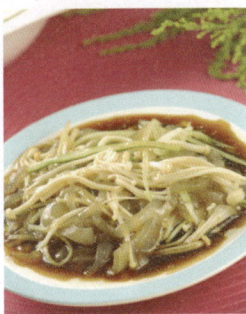

2 将小黄瓜洗净，切丝，放在碗中，加白醋拌一下，捞出，然后以冷开水冲净、沥干备用。

3 将做法 1 、 2 中的全部材料放入碗中，加酱油、白醋和香油搅拌均匀即可食用。

美味药膳

决明苁蓉粥

配方 决明子15克，肉苁蓉10克，粳米200克。

做法及用法 将决明子、肉苁蓉放入锅中并加入500毫升水，先用中火煮沸，转小火煮10～15分钟后取汁，再与粳米同煮成粥即可，直接喝粥。

功效 肉苁蓉可滋润肠道，帮助肠胃加速蠕动；决明子有泻下及滋阴补虚的作用。因此，此粥对于气虚性便秘有很好的改善作用。

脑卒中

脑卒中又称中风，主要分为缺血性脑卒中和出血性脑卒中，具有发病率高、致残率高、复发率高以及并发症多的特点，所以医学界把它同冠心病、癌症并列为威胁人类健康的三大疾病之一。脑卒中多发生于50岁以后，其中男性略多于女性。

【主要症状】

突然眩晕、头痛、步态异常、打哈欠、血压异常或半身麻木、嗜睡、耳鸣等。

【饮食原则】

● 少吃油腻食物，忌烟酒。

● 多饮水，尤其是早晨和晚上睡觉前空腹饮水最重要。

● 要严格控制盐的摄入量，减少摄入加工食品。

特效偏方·验方

黄芪地黄汤

配方 黄芪100克，熟地黄25克，党参20克，肉苁蓉、山萸肉、菟丝子、赤芍、当归、地龙、桃仁各15克，红花10克。

做法及用法 将上述所有中药一起加水煎服，每日1剂。

功效 可改善脑卒中导致的后遗症。

药茶·药酒

红菊槐花茶

配方 红花、菊花各20克，槐花15克。

做法及用法 将以上中药用沸水冲泡，加盖闷5分钟。代茶饮，每日1剂。

功效 活血化瘀，降血脂。

白花蛇酒

配方 白花蛇1条，白酒400毫升。

做法及用法 取蛇肉置容器中，加入白酒，密封，浸泡10天即成。每日服2次，每次服20毫升。

功效 适用于脑卒中、骨节疼痛、半身不遂、口眼歪斜、肌肉麻痹等症。

大蒜酒

配方 大蒜500克，白酒1000毫升。

做法及用法 将大蒜剥皮，洗净，浸于白酒中，密封保存2周即可。每日早、晚各服1次，每次服用50毫升左右，酒蒜都要食用。

功效 可预防脑卒中。

心悸

心悸是指患者自觉心中悸动，甚至不能自主的一类症状。引起心悸的原因有很多，如剧烈运动、精神紧张、大量吸烟、饮酒或服用某些药物等均可引起心悸。另外，也有一些心悸是由心脏疾病引起的，如先天性心脏病、冠心病等也可引发心悸现象。

【主要症状】

心脏跳动增快、减慢或节律不齐，呼吸急促。

【饮食原则】

● 饮食有节，宜进食营养丰富而易消化吸收的食物。

● 宜低脂、低盐饮食，忌烟酒、浓茶、咖啡。

养生食疗方

甜椒炒山药

材料 山药半根，红、绿甜椒各半个，葱丝、姜丝、白糖、盐、白醋、鸡精、色拉油各适量，高汤1大匙。

做法 1 将山药去皮，洗净，切丝；红、绿甜椒洗净，切丝；将山药丝、甜椒丝放沸水中汆烫一下，捞出备用。

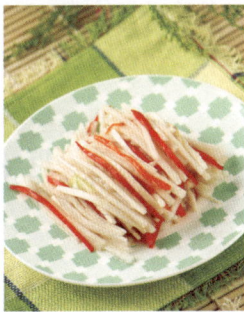

2 锅烧热，下色拉油，放入葱丝、姜丝炒香，再下入山药丝和红、绿甜椒丝翻炒5分钟。

3 加入高汤、白糖、盐、白醋、鸡精炒匀，待材料熟透即可。

简易单方

煎紫苏汁

配方 鲜紫苏叶5克，蜂蜜适量。

做法及用法 将紫苏叶放入300毫升的清水中煎煮，待水煎至150毫升，滤汁。可常饮。

功效 此方可缓解心悸、气短症状。

美味药膳

冰糖莲子汤

配方 莲子、冰糖各适量。

做法及用法 将莲子用水浸泡后，除去绿心，煮烂后加冰糖连汤食用，每日1次。

功效 此汤具有补心安神的作用，适用于心悸。

心脏病

心脏病是各类心脏疾病的总称，其主要包括先天性心脏病、高血压性心脏病、风湿性心脏病、冠心病、心肌炎等各种心脏疾病。改善和治疗心脏病除了接受传统治疗外，养成合理的生活方式，合理地饮食，适度地运动等也很关键。

【主要症状】

心悸、胸闷、心前区疼痛、呼吸短促、脸色灰白而发绀、皮肤可呈深褐色或暗紫色等。

【饮食原则】

- 三餐饮食不宜吃得过饱，一般七八分饱即可。
- 饮食宜清淡低盐。避免摄取高胆固醇食物，如动物内脏、蛋黄等。
- 忌烧烤、油炸类食物。忌烟酒。

养生食疗方

菠萝玉米粥

材料 玉米粉200克，菠萝半个。

做法 1 将菠萝切成两半，挖空其肉，留壳备用。

2 将玉米粉与菠萝肉一同放入锅中，加水后煮熟。

3 将煮熟的玉米粥盛入菠萝壳中，即可食用。

功效 能预防心脏疾病。

简易单方

车前子煎剂

配方 车前子适量。

做法及用法 将干燥过的车前子和5玻璃杯分量的水一起放入锅中，煎煮，等分量煎煮至原来的一半时关火。可以经常服用。

功效 此配方可以有效地改善心脏的功能。

美味药膳

茯苓五味子粳米粥

配方 茯苓10克，五味子6克，粳米100克。

做法及用法 将粳米淘洗干净，把茯苓打成细粉，将五味子洗净，然后将所有材料一起放入锅中，加水煮粥，每日服用1次。

白血病

白血病属造血组织的一种恶性疾病。其特点是骨髓及其他造血组织中出现大量白血病细胞无限制地增生，并进入外周血液，而正常血细胞的制造被明显抑制。根据病程的长短，白血病可以分为急性白血病和慢性白血病两种。目前，该病居年轻人恶性疾病中的首位。

【主要症状】

淋巴结肿大、面白无神、身体常无缘由发热、出血现象较严重且不易止血。

【饮食原则】

● 平衡膳食，少吃加工食品。

● 宜多食用一些清热解毒、凉血滋阴、益气养血的食物。

● 多摄取一些富含蛋白质、维生素、铁的食物。

药茶·药酒

竹叶白茅茶

配方 淡竹叶、白茅根各10克。

做法及用法 将以上2味中药同放入保温杯中，沸水冲泡，加盖闷30分钟。可常饮。

功效 清热泻火，凉血止血。适用于白血病尿血明显者。

紫杉酒

配方 紫杉茎皮1000克，黄酒2000毫升。

做法及用法 将紫杉茎皮洗净切碎，置容器中，加入黄酒，浸泡7天后去渣即成。日服2次，每次服10克。

功效 适用于白血病和一切肿瘤患者。

美味药膳

补血花生粥

配方 当归10克，熟地黄20克，花生45克，黑米100克，冰糖少许。

做法及用法 将当归、熟地黄用清水洗净，加水煎汁，煎煮30分钟后取汁备用；花生去壳洗净，加黑米、药汁及适量清水，大火煮沸后转小火熬煮40分钟，加冰糖煮至融化即可。

功效 此粥有益气补血的功效，适用于血虚诸症。

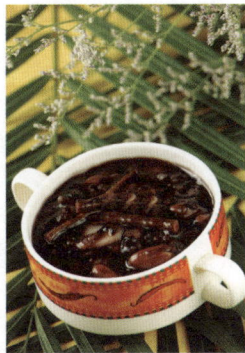

肺气肿

肺气肿是指终末细支气管以下的气腔永久性扩张，主要是由慢性支气管炎、支气管哮喘、支气管扩张等疾病反复发作而引起的。按其发病原因，肺气肿可以分为以下几种类型：老年性肺气肿、代偿性肺气肿、间质性肺气肿、灶性肺气肿、旁间隔性肺气肿和阻塞性肺气肿。

【主要症状】

- 在运动时感觉气短；稍一活动就会感觉呼吸困难；经常咳嗽，甚至出现咳痰。
- 经常感到乏力、上腹胀满，无缘由地出现体重下降、食欲减退。

【饮食原则】

- 宜食易消化吸收和富含蛋白质的食物。
- 忌食用油腻、海腥类食物，少吃加工食品。

美味药膳

杏仁雪梨汤

配方 雪梨300克，菠萝100克，杏仁（去皮）25克，冰糖、蜂蜜各适量，盐少许。

做法及用法 雪梨洗净，去皮、去核，切块；菠萝去皮，切小块，放淡盐水中浸泡一会儿，取出备用；锅置火上，倒入适量水烧开，放入梨块、杏仁再煮沸，再放入菠萝同煮至梨块软后，放入冰糖、盐调味，关火后稍晾凉，加入蜂蜜即可。

川贝百合汤

配方 川贝20克，百合30克，猪瘦肉250克，鸡爪、胡萝卜各100克，蜜枣、姜、盐、鸡精各适量。

做法及用法 川贝、百合、鸡爪（去甲）洗净；胡萝卜、猪瘦肉洗净，切块；蜜枣、姜洗净；用锅烧开水，放入猪瘦肉、鸡爪汆烫去表面血迹，再捞出洗净。将全部材料放入煲内，加清水适量。大火煲沸后转至小火煲1小时，放入盐、鸡精调味即可。

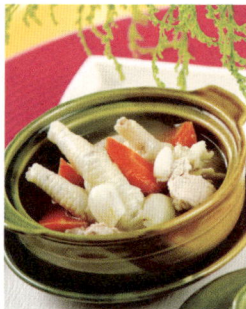

功效 此汤润肺养阴、化痰止咳，尤其适宜秋季肺虚久咳、肺气肿患者。

肺结核

肺结核俗称"肺痨"，是一种慢性传染性疾病。起始时症状轻微，一般不会引起注意，只有在病情严重时症状才会明显。肺结核易传染，其中90%以上是通过呼吸道传染的，肺结核患者一般通过咳嗽、打喷嚏等使带有结核菌的飞沫喷出体外，健康人吸入后就可能被感染。

【主要症状】

倦怠乏力、心烦意乱、失眠、食欲减退、身体消瘦、潮热盗汗、咳嗽、咳痰、胸痛、咯血、嘴唇发绀、女性月经不调等。

【饮食原则】

● 饮食应以清淡为主，多吃富含蛋白质的食物，注意补充维生素。
● 不宜食用肥腻、具有刺激性的食物，如鱼、虾、肥肉、韭菜等。

特效偏方·验方

止血汤

配方 北沙参、麦门冬、地骨皮、知母各10克，鳖甲（先煎）、阿胶（烊化冲）各20克，川贝母（另研冲）1.5克，西洋参（另炖冲）、三七（研冲）各3克。

做法及用法 用水煎服，每日1剂。

功效 可缓解肺结核患者的咯血症状。

药茶·药酒

茅根藕茶

配方 藕200克，鲜茅根150克。

做法及用法 将藕与鲜茅根洗净切碎，加水600毫升煎汁，取汁代茶频饮。

美味药膳

红薯大枣汁

配方 红薯200克，大枣（干）30克，蜂蜜20克。

做法及用法 红薯洗净，削去外皮，切碎；大枣洗净，去核，切片；将红薯和大枣片放入锅中，加入适量冷水，用大火煎煮，至水剩一半时加入蜂蜜调匀，改用小火煎10分钟。将煮好的汁液倒入大杯中，放凉后即可饮用。

功效 健脾益肺，对于反复咯血的患者有很好的补益功效。

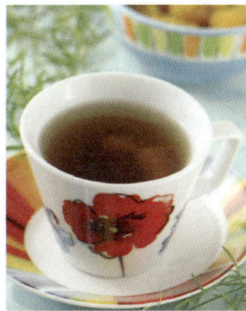

肺 炎

肺炎是指肺部出现的炎症，是一种较为常见的疾病，由各种病毒、细菌的感染或化学物质引起的。另外，有害气体的吸入等也会引发肺炎。患肺炎后，应适当地增加空气湿度，也可在胸口热敷，以减轻疼痛。

【主要症状】

● 经常咳嗽，而且每次都有痰。跟同龄人相比，比较容易胸闷、气短。

● 经常感觉口干舌燥，有时还会出现短促的剧烈咳嗽。

● 记忆力减退，注意力难以集中，情绪烦躁不安，总是感觉疲劳。

【饮食原则】

● 宜少食多餐，选择易消化且富有营养的食物；多进食水果、新鲜蔬菜及豆制品类食物；以稀软的流质食物或饮料为宜，如藕粉、果汁、米粥等。

● 高热、咳嗽等痰热内盛者，忌服油腻、油炸类食物。

养生食疗方

银耳枇杷汤

材料 鲜枇杷150克，水发银耳60克，白糖适量。

做法 枇杷去皮、籽，洗净切小片；银耳用温水泡30分钟，去杂质洗净，放入碗内加少量清水，上笼蒸至银耳黏滑。锅中放入清水，大火煮沸，放入银耳烧沸，放入枇杷片、白糖再煮沸后即可。

特效偏方·验方

金银花蜂蜜煎剂

配方 金银花、蜂蜜各30克。

做法及用法 将金银花加水500毫升，煎汁去渣，冷却后加蜂蜜调匀即可。

药茶·药酒

川贝粉蜂蜜饮

配方 蜂蜜50克，川贝粉18克。

做法及用法 将川贝粉、蜂蜜一起放入杯中，调匀，然后用热开水冲饮即可。分2次服用。

功效 止咳化痰、润肠通便。

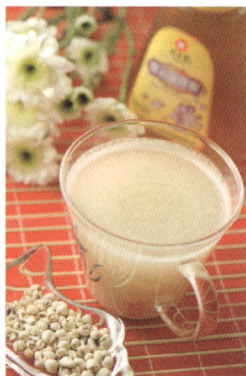

水肿

水肿指血管外的组织间隙中有过多的体液积聚，与肥胖不同，水肿表现为手指按压皮下组织少的部位（如小腿前侧）时，有明显的凹陷。一般分为局部水肿与全身性水肿。大部分人的水肿是体质性的，不需要任何治疗，如眼部水肿。

【主要症状】

全身不适、四肢肿胀；便秘、失眠。

【饮食原则】

● 宜吃清淡的食物，不要吃过咸的食物，避免摄入过多的钠，以免加重水肿。

● 多摄入含蛋白质的食物。蛋白质低下引起的水肿可通过补充蛋白质的方法进行改善，如多吃瘦肉、鸡蛋等蛋白质含量高的食物。

养生食疗方

豆腐酿青椒

材料 豆腐300克，甜椒2个，姜末、葱花、盐各适量，水淀粉、鸡精、胡椒粉、枸杞子各少许。

做法 1 豆腐洗净，擦干水分，放入碗中压碎，加姜末、盐、鸡精拌匀成馅。
2 甜椒洗净，对半切开，去蒂及子，将豆腐馅填入甜椒中，抹平，撒上胡椒粉、葱花、枸杞子，上锅蒸熟。
3 待出锅前，加入盐、鸡精，用水淀粉勾芡即可。

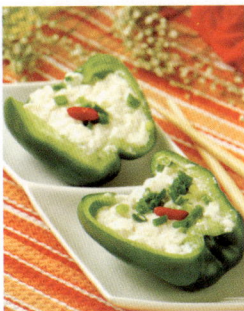

特效偏方·验方

五味消肿方

配方 冬瓜皮、白茅根、红小豆、车前子、玉米须各10克。

做法及用法 将上述5味中药一起加水同煎，每日服用2次。

药茶·药酒

茯苓蜜茶

配方 蜂蜜25毫升，茯苓10克，绿茶2克。

做法及用法 将茯苓研粉末加水500毫升，边煮边搅拌，待沸后加入绿茶、蜂蜜即成。分2次服，每日服1剂。

功效 消肿止痛。

便血

便血又名"血便"，一般见于消化道出血，特别是结肠与直肠的出血，但是偶尔可见上消化道出血。引起便血常见的疾病有痔疮、肛裂、直肠癌、直肠息肉等。

【主要症状】

血液从肛门排出，颜色呈鲜红、暗红或柏油样。

【饮食原则】

● 便血患者宜食清淡易消化食物，如流食等，必要时应禁食，以减少对消化道的刺激。

● 忌酒、刺激性食物。酒或刺激性食物可加重肠黏膜充血水肿，使便血症状加重。

养生食疗方

菠菜猪血汤

材料 菠菜500克，猪血250克，姜、葱、色拉油各适量，盐2小匙，味精1小匙。

做法 1 菠菜洗净，氽烫后凉凉，切段；猪血切丁；姜切片；葱切花。

2 锅烧热，下色拉油、姜片爆香，放入猪血丁、清水稍煮片刻，再放入菠菜段，调入盐、味精，撒上葱花即可。

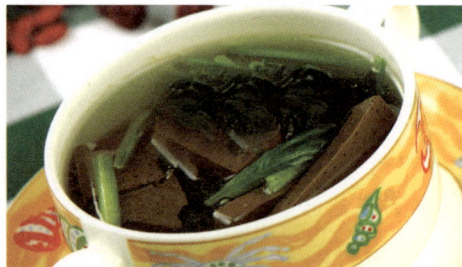

简易单方

蚕豆荚壳汤

配方 鲜蚕豆荚壳60～90克。

做法及用法 将豆荚壳洗净，水煎。每日分2次服。

美味药膳

蚕豆百草霜汤

配方 蚕豆60克，百草霜30克，米汤适量。

做法及用法 蚕豆炒黄后与百草霜一起放入锅内同炒，以起烟为度，然后加入米汤煎后服用，每日1剂。

功效 可缓解因痢疾便血引起的不适症状。

感冒

感冒俗称"伤风"，是由多种病毒引起的一种呼吸道常见疾病，儿童较成人发病率高，体质弱者发病率高，在寒冷季节易流行。感冒本身并无多大危险性，但感冒会降低身体的抵抗力，从而引起身体的其他问题，所以应积极防治。

【主要症状】

感冒主要表现为打喷嚏、鼻塞、流鼻涕、咽干、咽痛、咳嗽、声音嘶哑、头痛、浑身酸痛、疲乏无力、食欲不振、低热等症状。

【饮食原则】

● 以清淡的饮食为主，适当补充热量，且需要补充大量水分。

● 感冒时不能吃含蛋白质过多的食物，否则会增加肝肾的负担，不利于恢复。

养生食疗方

西红柿玉米汤

材料 玉米粒200克，西红柿2个，盐适量，胡椒粉少许，奶油高汤500毫升。

做法 西红柿洗净，切丁。锅中加奶油高汤煮沸，放入玉米粒、西红柿丁、盐、胡椒粉煮5分钟即可。

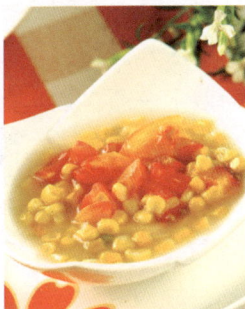

特效偏方·验方

气血双补方

配方 黄芪25克，当归9克，大枣10颗。

做法及用法 将以上3味中药水煎服，每日1剂。

功效 适用于气虚贫血、免疫力降低的患者。

美味药膳

当归生姜羊肉汤

配方 当归1片，生姜10克，羊肉500克，盐适量。

做法及用法 羊肉用热水氽烫后，捞起去沫洗净；生姜去皮、切片；将羊肉、当归与生姜放入锅内，加水至没过食材，先用大火煮至水沸再转小火熬煮，煮至羊肉熟透后，食用时依照个人口味加盐调味即可。

功效 祛风散寒、化痰止咳。

头 痛

头痛并不能称为疾病，而只是许多疾病中的一种症状，可以分为多种类型，其中以偏头痛与紧张性头痛最为常见。偏头痛主要是由头部的血管扩张刺激到周围的神经所引起的，而紧张性头痛主要是头部血液循环不畅造成的。

【主要症状】

头痛常常会导致头昏脑涨、胸闷气短、精神抑郁或烦躁不安等，严重的可导致紧张性休克。

【饮食原则】

● 食物宜清淡易消化，多吃水果和新鲜的蔬菜，不要过量饮酒。

● 注意科学饮食，以低脂、少盐为基本原则。

● 饮食上要少吃辛辣等易上火的食物，多饮水，避免因内热过盛而致头痛。

● 吃饭要定时定量，避免因低血糖引起头痛。

● 对于经常性头痛的人来说，大多是由于人体内缺乏镁所致。因此，要多食用大豆、全谷类、核桃等含镁元素丰富的食物。

养生食疗方

双味姜丝

材料 生姜500克，盐、白糖各适量。

做法 将生姜洗净，去皮，切丝，拌入盐、白糖，装坛密封10天，即可取出食用。

黑木耳炒海带

材料 海带、水发黑木耳各200克，胡萝卜50克，生姜、葱、色拉油各适量，盐、味精各少许，鸡汤150克，料酒1小匙，水淀粉1大匙。

做法 1 将海带切丝；黑木耳用水洗净，切丝；胡萝卜洗净，切丝；生姜切丝；葱切丝。

2 锅内加水烧开，放入姜丝、黑木耳丝、海带丝氽烫片刻，捞起，备用。

3 另起锅烧热，下色拉油，放入姜丝稍爆，放入黑木耳丝、海带丝、胡萝卜丝，淋入料酒，调入鸡汤、盐、味精炒至刚熟，用水淀粉勾芡，撒上葱丝即可。

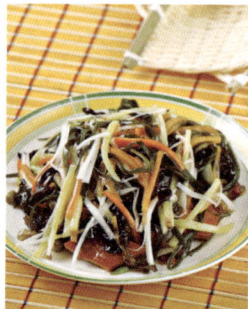

简易单方

川芎方

配方 川芎适量。

做法及用法 将川芎加水煎制，每日1剂。

功效 川芎对于由血瘀气滞引起的各种疼痛具有一定的疗效，尤其是可以缓解因风寒、风热、风湿、血虚以及血瘀等各种原因引起的头痛。

药茶·药酒

菊花蜜茶

配方 杭菊2汤匙，蜂蜜1汤匙。

做法及用法 杭菊加水以大火煮沸后，用小火熬煮10分钟，再熄火。滤掉菊花，加入蜂蜜，调匀后即可饮用。每次要喝1200毫升以上，喝3天停1天。

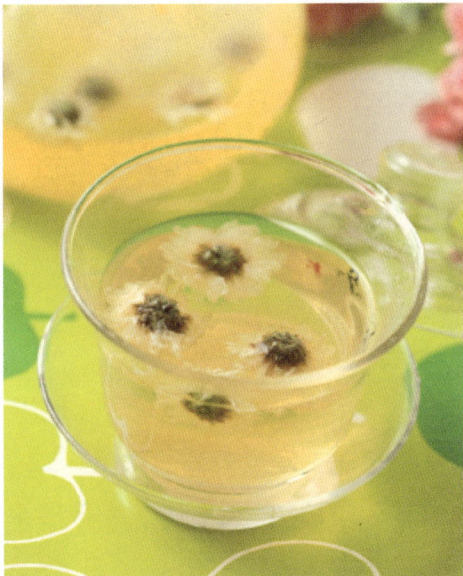

巴豆茶

配方 上春茶末30克，巴豆10颗。

做法及用法 先将茶末调成膏，置瓦盏内覆转，以巴豆烧烟熏之，晒干研细，每次服2克，加入好茶末，煎汤。饭后代茶饮。

黄连酒

配方 黄连30克，白酒200毫升。

做法及用法 将黄连置容器中，加入白酒，煎煮至60克，去渣即成。口服，不限量，随时服用。

美味药膳

艾草老姜汤

配方 干艾草50克，老姜6片。

做法及用法 艾草、老姜洗净，分别切段、切薄片，加水以大火煮沸后，再用小火熬煮约45分钟，煮到汤汁只剩下一半即可熄火，滤渣取汤。每次服用200毫升，早晚分服。

防风糙米粥

配方 糙米100克，防风15克，葱2根。

做法及用法 葱洗净，切段；将防风、葱加水以大火煮沸，再用小火熬煮20分钟。捞去渣滓，只取汤汁加入糙米中，煮到熟烂即可食用。

功效 发汗解热，散寒通阳。

发热

发热主要是由于人体内的白细胞在抵御入侵的微生物时，所释放出特定的化学物质，从而导致的体温升高，以创造出不利于病毒或细菌滋生的环境。因此，发热其实是身体自卫的一种方式，但如果发高热，应及时服用退热药并就医。

【主要症状】

● 感觉身体发冷、浑身发抖、头晕、头痛。

● 发热严重者还会出现昏厥、恶心等症状。

【饮食原则】

● 吃些易消化的食物，以稀饭、汤水、面条为主。

● 多补充蔬菜和水果，少吃油炸、肥腻等不易消化的食物。

● 多喝开水，在不想喝水的情况下可以改喝果蔬汁。

养生食疗方

葱白豆豉粥

材料 葱白3根，豆豉1小匙，粳米1杯，盐适量。

做法 ① 粳米淘洗干净，加适量水以大火煮沸，转小火煮至米粒软透。

② 葱白洗净，切段，和豆豉一同加入粥中，续煮10分钟，加盐调味即可。

简易单方

干蚯蚓煎汁

配方 干蚯蚓15～20克（中药房均有出售）。

做法及用法 将干蚯蚓放入150毫升水中煎制，煎到水量剩1/2时，再添水至原有的量，再煎到水量剩1/2时（充分煎熬）即可。每日分2次服。

功效 此方对感冒发热和不明原因的发热都有很好的辅助疗效。

美味药膳

葱姜汤

配方 葱白连须3～5根，生姜5片，红糖适量。

做法及用法 将葱白和生姜加水共煎即可。服用时根据个人口味加入红糖。

功效 此汤有发表散寒的作用，能有效缓解恶寒重、发汗轻、无汗等症状，对缓解发热十分有效。

咳 嗽

咳嗽是呼吸系统中最常见的症状之一，中医将咳嗽分为外感咳嗽和内伤咳嗽。虽然咳嗽是对人体气管的一种保护性措施，但如果咳嗽严重时，一定要及时治疗，否则会引起一系列并发症。

【主要症状】

- 咳嗽、喘息、呼吸困难、胸闷、咳痰等。
- 严重时会干咳或咯大量白色泡沫痰，甚至出现发绀等。

【饮食原则】

- 饮食宜温热、清淡、松软，可少食多餐。
- 应少吃些如豆类、山芋等难以消化的食物，以避免腹胀压迫胸腔而加重呼吸困难。

养生食疗方

糖煮雪花梨

材料 雪花梨500克，砂糖200克。

做法 雪花梨洗净去皮，切成小块，然后放进锅里加水，用大火煮开后转为小火慢煮，煮到水分收干时放入砂糖即可，喝汤吃梨。

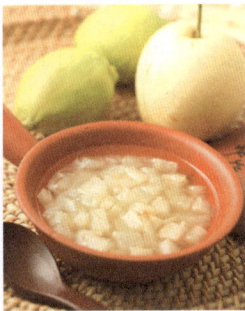

特效偏方·验方

玉米须陈皮剂

配方 玉米须30克，陈皮10克。

做法及用法 将玉米须与陈皮一起放入锅中，然后加入适量的水共煎，直接饮用。

功效 此方有助于缓解咳嗽所带来的不适。

美味药膳

川贝苹果汤

配方 苹果1个，川贝末10克，蜂蜜适量。

做法及用法 将苹果切盖，挖成空心，放入川贝末、蜂蜜，将盖盖好，用牙签固定，隔水炖两个小时，汤渣同食。

功效 润肺止咳，用于咳嗽痰多、咽干口渴等症。

哮 喘

哮喘是一种慢性反复发作的支气管疾病。其发病原因多是在遗传的基础上受到过敏、感染、过度劳累等因素而激发起来的，如寒冷季节受凉或天气突然变化、气压降低等都可激发支气管哮喘发作。

【主要症状】

咳嗽、喘息、呼吸困难、胸闷、咳痰、面白唇紫、心慌等。

【饮食原则】

● 哮喘患者的饮食宜清淡，不宜过饱、过咸、过甜，忌食生、冷、酒、辛辣等刺激性食物，减少盐的摄入量。

● 保证各种营养素摄入的充足和平衡，特别应增加抗氧化营养素——β－胡萝卜素、维生素C、维生素E及微量元素硒的摄取量。

● 宜少食异性蛋白类食物，一旦发现某种食物可导致哮喘病复发，应避免进食，宜多食植物性大豆蛋白，如豆类及豆制品等。

药茶·药酒

丝瓜叶蜂蜜茶

配方 干丝瓜叶30～60克，蜂蜜30克。

做法及用法 将干丝瓜叶研成粉，用开水将其冲泡片刻，最后加入蜂蜜即可。每日2次，代茶饮。

药蛋·药醋

荸荠萝卜猪肺醋方

配方 白萝卜750克，荸荠、猪肺各50克，米醋适量。

做法及用法 将白萝卜切块，加入米醋浸泡数小时，然后将所有材料一起加水煮熟即可食用。

功效 此方具有化痰止咳的作用，适用于哮喘。

美味药膳

芡实核桃粳米粥

配方 芡实100克，核桃仁20克，大枣20颗，粳米适量。

做法及用法 将芡实、核桃仁打碎，大枣泡后去核，与粳米一起加入砂锅内，加水500毫升煮20分钟成粥即可。每日早晚服用。

支气管炎

支气管炎是病毒或细菌感染，物理、化学刺激或过敏反应等对支气管黏膜损害所造成的炎症，可分为急性和慢性两种。常发生于寒冷季节或气温突然变化的时候。本病的迁延不愈可并发肺气肿，甚至是肺源性心脏病。

【主要症状】

● 急性支气管炎：支气管肿大、咳嗽、气急、喘鸣、疲乏和发热等。

● 慢性支气管炎：反复咳嗽、咳痰、喘息等。

【饮食原则】

● 应及时补充必要的蛋白质，如动物肝脏、鱼类、豆制品等。

● 应经常进食新鲜的蔬菜瓜果，以保证维生素C的摄取量。

● 含维生素A的食物也是必不可少的，它们有保护呼吸道黏膜的作用。

● 烹调食物应以清淡方式为主，减少煎、炸等方式。

养生食疗方

芥菜粳米粥

材料 芥菜60克，粳米100克。

做法 将芥菜洗净切碎，与粳米一起放入锅中，加水煮粥即可。

功效 此粥对于急性支气管炎所引起咳痰症状有很好的缓解作用。

药茶·药酒

甘草醋方

配方 甘草6克，醋10毫升，蜂蜜适量。

做法及用法 将甘草和醋用沸水冲泡，然后根据个人口味加入蜂蜜。直接饮用，每日1剂。

功效 此方对于慢性支气管炎所引起的咳痰症状有很好的缓解作用。

美味药膳

粳米百合粥

配方 粳米50克，百合20克。

做法及用法 粳米、百合清洗干净，然后放入锅里加水煮粥食用。

功效 缓解支气管炎所引起的咳嗽症状。

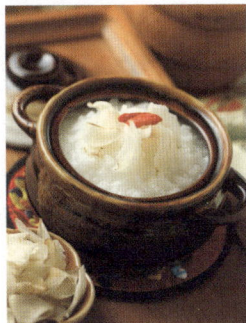

口干

口干是干燥综合征的主要症状之一。中医认为，口干多由肝肾阴虚、津不上承引起或由热盛津伤、煎灼津液所致。很多人认为口干无碍大局，多喝水就能迎刃而解。其实，口干是多种疾病的信号，如糖尿病以及甲亢都会引起口干，因此如果口干症状非常严重的话，应及时就医。

【主要症状】

● 唾液减少、吞咽干的食物十分困难、鼻孔干燥、易结痂。

● 腮腺肿大，有的患者会出现颌下腺或附近淋巴结肿大的症状。

● 有时候会出现关节疼痛，以肘、膝关节最为多见。

【饮食原则】

● 饮食宜清淡低盐，避免辛辣食物。

● 每日饮食干和稀要结合食用，并且尽量多喝一些汤。

● 日常应多吃新鲜蔬菜与水果。因为新鲜蔬果不仅含有大量维生素和水分，还含有丰富的膳食纤维，须经充分咀嚼方能下咽，而咀嚼的过程中可以有效刺激唾液腺分泌。

养生食疗方

银耳绿豆汤

【材料】绿豆60克，银耳15克，枸杞子、冰糖各适量。

【做法】1 绿豆洗净，浸泡2小时；银耳泡发，去蒂，洗净。

2 将绿豆、银耳、枸杞子一起放入煲内，加入适量清水，用中火煮开后，改用小火继续煮30～40分钟后加入冰糖，继续煮至冰糖融化即可。

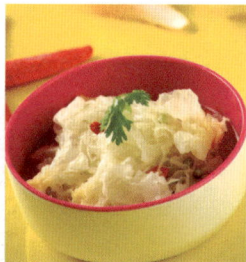

膏滋·丸剂

仙术丸

【配方】白术200克，大豆黄、天门冬（研末）各400克，清酒1000毫升。

【做法及用法】1 将白术与清酒一起放入锅中，先用大火煮沸，再以小火熬煮，熬好后去渣取白术汁。

2 加入大豆黄、天门冬一起煎搅成弹子大小的丸剂。

3 每晚服3丸，细嚼，温开水送下。

【功效】此丸有健脾胃、养阴津的功效，适用于脾胃虚弱、津液不足、咽干口渴等症。

尿失禁

尿失禁是由于膀胱括约肌损伤或神经功能障碍而丧失排尿自控能力，可分为压迫性尿失禁和急迫性尿失禁两种。前者以女性居多，后者以男性居多。对女性来说，常因咳嗽、跑跳而出现尿液不自主漏出的现象。对男性来说，多因脑血管疾病、前列腺增生而导致尿失禁。

【主要症状】

经常感觉膀胱部位膨胀；尿液经常不自主地流出；尿频、尿急。

【饮食原则】

饮食要清淡，多食含膳食纤维丰富的食物。

养生食疗方

银耳炒菠菜

材料 菠菜200克，银耳10克，蒜末、葱、姜、色拉油各适量，盐少许。

做法 ① 菠菜洗净切段；银耳泡发洗净，撕小朵。② 锅内放水烧开，下菠菜段，汆烫后捞出。③ 另起锅烧热色拉油，放入银耳、葱、姜、蒜末稍炒，再下菠菜段，炒匀后，调入盐即可。

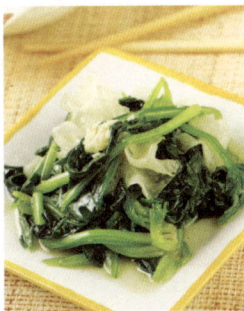

特效偏方·验方

清心莲子饮

配方 黄芩、地骨皮、车前子（炒）、麦门冬、甘草（蜜炙）各30克，石莲子、茯苓、柴胡、黄芪（蜜炙）、人参（生晒参）各75克。

做法及用法 将以上中药材碾碎（车前子除外），同车前子一起放入砂锅中，加水150～200毫升，大火烧沸，浸泡30分钟后即可。每次饮用12克，每日2～3次。

功效 适用于容易疲劳且肠胃虚弱、尿频、小便疼痛等症状。

药茶·药酒

石斛甘草茶

配方 金石斛12克，金莲花9克，生甘草6克。

做法及用法 将以上3味中药用沸水冲泡，加盖闷5分钟，代茶饮。

功效 有效缓解尿频、尿急等症。

尿道炎

尿道炎是一种常见病，多见于女性，主要是由于肛门清洁不彻底留下的细菌进入尿道而造成的一种疾病，它与女性特殊的生理结构有关。由于女性生理结构的特殊性，女性的尿道炎治疗较容易出现病情反复。

【主要症状】

- 排尿时尿道有烧灼痛、尿频、尿急。
- 很多患者会出现白带增多、外阴瘙痒、尿道口轻微不适、月经紊乱等症。

【饮食原则】

- 保持心情舒畅、饮食清淡。
- 多饮水、多排尿，利用尿液的冲刷作用可以在很大程度上促进疾病的痊愈。
- 宜多食用新鲜的蔬菜和水果，以保持大便通畅。
- 忌烟酒，吸烟、饮酒能使本病加重。

养生食疗方

苦瓜红小豆排骨汤

材料 苦瓜200克，红小豆100克，排骨500克，姜2片，盐、鸡精各适量。

做法 1 将苦瓜去籽，洗净，切块；红小豆洗净；排骨洗净，剁块。

2 锅内烧水，水开后放入排骨氽烫去血污，再捞出洗净。

3 将苦瓜、红小豆、排骨、姜一起放入煲内，加入适量清水，大火烧沸后改中火煲约1小时，放入盐、鸡精调味即可。

功效 利尿消炎，可缓解尿道炎症引起的不适症状。

简易单方

白茅根汁

配方 鲜白茅根90克。

做法及用法 将鲜白茅根加水煎汁，可经常服用。

功效 凉血解毒，清热利尿。适用于尿路感染、小便热痛等。

特效偏方·验方

当归芍药散

配方 当归、川芎各9克，芍药18克，茯苓、白术、泽泻各12克。

做法及用法 将以上6味中药碾碎，混合均匀即可。冲服，每次服6克，每日3次。

功效 本品适用于贫血、下腹部疼痛、晕眩、月经异常等症，尤其对尿道炎有显著疗效。

龙胆地黄汤

配方 龙胆草、生甘草各6克，黄芩、山栀子、木通、车前子各9克，泽泻12克，当归8克，生地黄20克，柴胡10克。

做法及用法 将以上中药用水煎服，也可制成丸剂口服。制成丸剂时每天服用2次。

功效 本方适用于排尿困难、小便疼痛、便秘、手脚内侧易出汗等症状的患者。

清热去炎汤

配方 黄连10克，白花蛇舌草、马齿苋各25克，土茯苓、苦参、白鲜皮、瞿麦、石菖蒲、川牛膝各15克，木通、甘草各6克。

做法及用法 将上述中药一起加水煎服，每日1剂。

药茶·药酒

通草灯芯草茶

配方 白茅根30克，通草、灯芯草各3克，绿茶6克。

做法及用法 沸水冲泡。代茶饮。

功效 清热利尿，通淋。适用于急性尿路感染、小便淋涩不通等症。

美味药膳

枸杞子冬瓜汤

配方 冬瓜300克，盐2小匙，枸杞子、味精、白糖各适量。

做法及用法 冬瓜洗净，去皮去籽、切丁，备用；枸杞子泡软；锅置火上，倒入2碗清水，放入冬瓜丁烧开，加入枸杞子煮3分钟，加盐、味精、白糖调味即可。

神仙粥

配方 粳米100克，怀山60克，芡实仁25克，韭菜子15克，白糖适量。

做法及用法 将芡实仁捣成渣，与韭菜子、粳米一起先入锅煮粥，煮至六成熟时，再加入怀山片，继续煮至粥稠，加适量白糖调味即可食用。

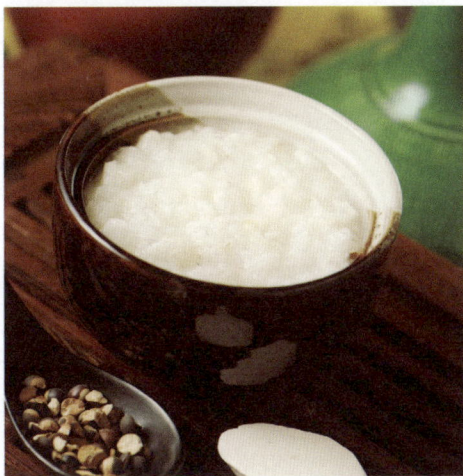

尿毒症

尿毒症是指因急性或慢性肾功能不全发展到严重阶段时，体内的毒性代谢产物蓄积、水电解质和酸碱平衡紊乱导致内分泌功能失调，从而引起机体出现的一系列自体中毒症状。通常，尿毒症患者的全身各器官功能都会受到损害，因此，应给予高度重视。

【主要症状】

全身乏力、消瘦、厌食、腹部不适、头痛头昏、神志恍惚、血压升高、心律失常、严重贫血、酸中毒、脱水、水肿等。

【饮食原则】

● 饮食应多样化，以增进患者的食欲。

● 摄取足够的热量和蛋白质，注意选择富含维生素的蔬菜和水果。

养生食疗方

苦瓜炒荸荠

材料 苦瓜250克，荸荠200克，蒜、葱、白糖、水淀粉、色拉油各适量，净枸杞子、盐各少许。

做法 1 苦瓜去瓤，洗净切片；荸荠去皮洗净，切片；蒜去皮，洗净切末；葱去皮，洗净切花。

2 锅内加水烧开，下切好的苦瓜片煮片刻，捞起沥干。

3 烧锅下色拉油，放入蒜末、葱花炒香，加入苦瓜片、荸荠片炒香，调入盐、白糖，用水淀粉勾薄芡，撒枸杞子即可。

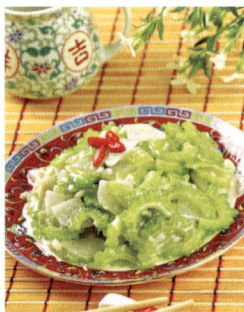

鲤鱼冬瓜汤

材料 鲤鱼、冬瓜各500克，盐、味精、料酒各适量。

做法 鲤鱼处理干净，冬瓜去皮切片，加料酒一起放入锅中加适量清水煮汤，最后放入盐、味精调味即可，喝汤吃鱼肉。

特效偏方·验方

温阳降浊汤

配方 茯苓、猪苓、泽泻各15克，白术、生姜、白芍各10克，附片、苏叶各9克，西洋参6克，黄连4.5克。

做法及用法 水煎服，早晚分服。

功效 此方有温肾健脾，降浊和中，宣通水道的作用。

膀胱炎

膀胱炎是泌尿系统常见的疾病之一，可分为特异性细菌感染和非特异性细菌感染两种。本病大多是因各种细菌所感染而致。由于女性尿道较短，容易遭受细菌感染，所以患此病的女性多于男性。

【主要症状】

● 一般会出现尿频、尿急、尿痛等症状；排尿时尿道有烧灼感。

● 有时候会有腰痛、恶心等不适症状。

【饮食原则】

饮食要清淡，需要补充大量水分，多吃一些能增强身体抵抗力的食物。

特效偏方·验方

荠菜花柳叶车前子汁

（配方）荠菜花、柳叶、车前子各20克。

（做法及用法）将上述3味中药一起煎浓汁后服用。每日1剂。

（功效）可缓解膀胱炎引起的尿频、尿急等各种不适症状。

美味药膳

芡实膀胱粳米粥

（配方）猪膀胱3个，粳米50克，芡实、酱油、葱、姜各适量。

（做法及用法）猪膀胱洗净后与芡实同煮烂，取出用开水冲一下，切碎，加入酱油、葱、姜，与粳米一起煮粥食用。

（功效）温阳固肾，可预防膀胱炎。

枸杞子炒丝瓜

（配方）丝瓜300克，枸杞子、姜丝、盐、味精、水淀粉、色拉油各适量。

（做法及用法）丝瓜去皮洗净，切滚刀块；枸杞子洗净，备用。锅内放色拉油烧至八成热，下入姜丝炝锅后放入丝瓜块、盐翻炒数下，加少许水、枸杞子，炒至丝瓜块熟软。再用味精调味，以水淀粉勾芡即可出锅食用。

（功效）可清热利肠、凉血解毒、通经行血。

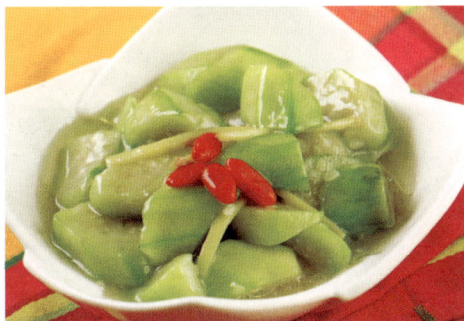

肾炎

肾炎是两侧肾脏非化脓性的炎性病变，是肾脏疾病中最常见的一种。根据不同的标准，肾炎可分为不同的类型。如根据病因来分，可以分为原发性肾小球肾炎与继发性肾小球肾炎两种；按照时间来划分，又可以分为急性肾炎与慢性肾炎。

【主要症状】

尿频、尿急、尿痛、水肿、乏力、食欲不振、腰痛、头晕、头痛、恶心、呕吐等。

【饮食原则】

● 饮食以清淡为主，伴有高血压和水肿患者，应给予低盐、无盐或少钠饮食。

● 重症患者合并尿毒症时，主张进食低蛋白食物。低蛋白饮食时间不宜过长，防止发生贫血，待肾炎患者症状基本缓解后，可恢复常规饮食。

● 忌刺激性食物和烟酒。

养生食疗方

鸡肉西瓜盅

材料 小西瓜1个，火腿、熟鸡肉、冰糖各50克，莲子、核桃仁各30克，薏米20克。

做法 小西瓜洗净，从顶端1/3处切成盅，挖出瓜瓤；火腿、熟鸡肉切丁。将火腿丁、莲子、薏米、鸡肉丁、核桃仁、冰糖装入西瓜盅内，加少许水。盖上西瓜盖，上蒸笼蒸1小时即可。

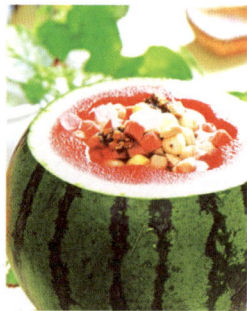

药茶·药酒

养肾茶

配方 黄芪15克，丹参、山楂各10克。

做法及用法 将以上3味中药用沸水冲泡，每晚睡前1小时代茶饮服1小杯。

膏滋·丸剂

降白灵丸

配方 芡实、黄芪、怀山、党参、白术、薏米各适量。

做法及用法 取上述中药各等份、研末，炼蜜为丸，每次2丸（20克），每日2次。

手脚冰冷

中医认为，手脚冰冷多是气血的问题，是由气虚、血虚导致血液运行不畅、血液量不足而引发的。一般从小指、无名指的指尖开始，再波及其他手指，一旦处于温暖的环境就可以得到缓解。另外，在身体感到疲劳的时候，也会感到手脚冰冷。因此，应注意休息及身体的保暖。

【主要症状】

手指及脚趾冰冷、麻痹、刺痛等。

【饮食原则】

● 多补充富含维生素E的食物。维生素E可扩张末梢血管，对末梢血液循环的畅通很有帮助。多食用富含铁质的食物。

● 多吃些温热的食物，以提高机体耐寒能力。常见的温热食物有牛肉、羊肉、鸡肉、大蒜、辣椒、生姜、洋葱、桂圆等。

● 容易手脚冰冷的人一年四季都要避免吃生冷的食物或喝冷饮。

养生食疗方

滋补牛尾汤

材料 牛尾300克，大枣40克，香菇30克，盐2小匙，料酒半大匙，玉米笋适量，味精、胡椒粉各少许。

做法 ❶ 牛尾洗净，切段，放入沸水中，加料酒，汆烫备用；大枣洗净，去核；香菇洗净，去蒂，切片；玉米笋去皮，洗净，切斜段。

❷ 将牛尾放入高压锅中，加水2000毫升，煮40分钟，打开盖，放入大枣、香菇片、玉米笋段再一同煮15分钟，加入盐、味精、胡椒粉调味即可。

功效 补血益肾，强筋健骨。

特效偏方·验方

参苓白术散

配方 扁豆12克，大枣7克，人参、白术、茯苓、怀山各15克，莲子心、薏米、甘草各9克，砂仁、桔梗各6克。

做法及用法 将上述所有中药一起研成细末。每次服6克，以大枣煮汤水送下，每日2次。

党参葛根方

配方 党参15克，麦门冬、茯苓、葛根各10克，白术、炙甘草各8克，藿香3克。

做法及用法 水煎服，每日1剂。

胸膜炎

胸膜炎是指胸膜出现的炎症，以结核性胸膜炎最为常见，另外还有干性胸膜炎、渗出性胸膜炎等。多见于儿童和青年，通常与初期的结核感染有很大的关系。

【主要症状】

畏寒、发热、胸痛、气短咳嗽、消瘦、疲乏、食欲不振、胸廓及肋间显得饱满。

【饮食原则】

● 饮食以易于消化吸收、富含营养为原则。

● 注意休息，多食用一些高蛋白及高维生素的食物。

养生食疗方

南北杏煲猪肺

（材料）南北杏20克，猪肉200克，猪肺、猪脊骨各500克，姜片、盐、葱花各适量。

（做法）1 将猪肺用水冲洗干净，切片，猪脊骨剁块；猪肉洗净切厚片；姜去皮。
2 锅内烧开水，放入猪肺片、猪脊骨块、猪肉片，氽烫去表面血渍。
3 在砂煲中放入猪脊骨块、猪肺片、猪肉片、姜、南北杏，加入适量清水，煲2小时后调入盐，撒上葱花即可。

（功效）润肺止咳，适用于胸膜炎引起的咳嗽等症状。

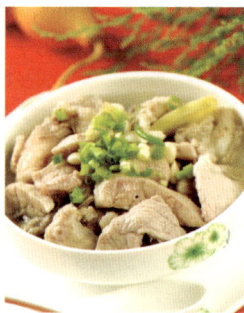

药蛋·药醋

枸杞子大枣煮鸡蛋

（配方）枸杞子30克，大枣7颗，鸡蛋2个。

（做法及用法）鸡蛋洗净，与枸杞子、大枣一起加水同煮，待鸡蛋煮熟后，剥去蛋壳，放入锅中再煎煮片刻。吃鸡蛋，喝汤。每日1次。

（功效）可改善胸膜炎引起的不适症状。

美味药膳

荷叶粳米粥

（配方）鲜荷叶100克，粳米50克。

（做法及用法）将以上所有材料一起加水煮粥，每日2次，早晚服用。

（功效）适用于感染性胸膜炎。

第 四 章

外科疾病对症食疗

众所周知，外科医生只重视『一把刀』，但如何让患者更快地恢复健康呢？作为中医的特色之一，食疗越来越受到人们的重视。有很多外科疾病都可以通过饮食调理，达到改善的目的。医生和营养学家通过实践，总结出众多疾病的对症食疗方，值得我们关注和尝试。

关节炎

关节炎是最常见的慢性疾病之一，对任何年龄段的人都有影响。最为常见的有风湿性关节炎和类风湿性关节炎。风湿性关节炎为风湿热的表现，多见于成年人，常发生于膝、肩、肘、腕等大关节，发病多在上呼吸道感染之后；类风湿性关节炎多见于青壮年，起病缓慢，常发生于手足小关节及骶髂部。

【主要症状】

● 风湿性关节炎：游走性关节痛、肿胀及发热和其他风湿热。

● 类风湿性关节炎：晨僵、疼痛、肿胀及功能障碍，日积月累引起关节僵硬畸形，由手足小关节及骶髂部逐渐累及全身关节。

【饮食原则】

● 关节炎患者应注意饮食上的调养，平时可用高蛋白、易消化的食物加以调理。

● 饮食上要控制高脂肪食物。

● 要少吃辛辣刺激、生冷、油腻食物。

养生食疗方

川椒炒姜芽

材料 鲜嫩姜芽400克，蒜苗1根，干红辣椒10个，料酒半大匙，盐、色拉油各适量，味精少许，白糖1小匙。

做法 先将鲜嫩姜芽洗净，切成丝；蒜苗洗净，切成3厘米长的斜段；干红辣椒洗净，切丝；然后在锅中倒入色拉油烧热，放入姜芽丝、蒜苗煸炒，片刻捞出，辣椒丝放入余油中煸炒出香味，把姜芽丝、蒜苗和料酒、盐、味精、白糖依次下锅，炒熟即可。

功效 此菜品可以缓解因风湿性关节不适所带来的疼痛。

绿茶粳米粥

材料 绿茶粉10克，粳米100克。

做法 将粳米淘洗干净，放入锅中，加适量水煮粥，以大火煮沸后，再转小火煮至米粒熟软，撒上绿茶粉，搅拌均匀即可。

功效 具有温阳益气之功效，适于中老年性关节炎患者食用。

特效偏方·验方

桑枝丹参活络汤

配方 石膏、桑枝各25克，知母、粳米、炙甘草各10克，丹参15克，络石藤、忍冬藤、白花蛇舌草各20克。

做法及用法 水煎服，每日1剂。

功效 有清热通络之效，适用于风湿性关节炎。

金钟三藤牛七汤

配方 金钟根30克，五加皮15克，络石藤、春根藤、海风藤各20克，牛七12克。

做法及用法 将上述各味中药加水煎制，滤渣留汁，温服。

功效 此方可缓解关节疼痛，减轻关节炎的症状。

药茶·药酒

灵仙木瓜茶

配方 威灵仙、木瓜各10克。

做法及用法 以上2味加水煎汤，去渣取汁。代茶饮。

功效 祛风除湿，舒筋通络，止痛。适用于关节疼痛，四肢麻木等。

千年健地枫酒

配方 金毛狗脊15克，千年健、地枫各20克，冰糖250克（捣碎），白酒500毫升。

做法及用法 将上述3味中药和冰糖一起用白酒浸泡7天，每次服用25毫升，每日早、晚各服1次。

功效 此酒祛风湿，强筋骨，止痹痛。适用于风湿性关节炎。

防风酒

配方 寻骨风100克，防风50克，黄酒1500毫升。

做法及用法 将以上前2味中药洗净，放入布袋，置于容器中，加入黄酒，密封，浸泡7天后去渣，即成。每日2次，每次服20毫升。

功效 此酒祛风活络，止痛逐痹。

黑豆酒

配方 黑豆250克，冰糖180克，白酒1000毫升。

做法及用法 先将黑豆放于铺了锡箔纸的平底锅中炒熟，冷却，再与冰糖一起放入白酒中浸泡，密封保存2个月即可。每天饮用20毫升。

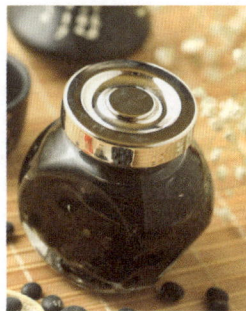

药蛋·药醋

无花果鸡蛋方

配方 鲜无花果60克，米酒20毫升，鸡蛋1个。

做法及用法 将鲜无花果加水煮汁，去药渣，将鸡蛋洗净后放入煮熟，去蛋壳后再煮，加米酒稍煮，吃蛋喝汤。

功效 此方祛风通络，舒筋活血。适用于筋骨酸痛，风湿麻木等症。

骨质疏松

骨质疏松是以骨量减少、骨脆性增加和骨折危险性增加为特征的一种系统性、全身性骨骼疾病，以中老年人较为常见。造成骨质疏松的原因主要有两个方面，一是进入更年期，二是骨骼老化。人体内因老化或激素骤减而导致钙质流失，久而久之，骨质密度不够，就会形成骨质疏松。

【主要症状】

● 周身骨骼疼痛、腰疼痛、肌肉疲劳、劳损。

● 严重时会出现下腹壁突出、骨盆前倾、膝关节及髋关节屈曲变小、步态不稳等。

【饮食原则】

● 饮食要均衡，多吃含钙的食物，如鱼类、牛奶、鸡蛋、豆制品、虾、干贝及蔬菜等。

● 注意补充蛋白质，蛋白质是组成骨基质的原料，有助于钙的吸收和储存，可预防骨质疏松。

● 适当补充维生素D，维生素D能促进钙的吸收和利用。

● 限制饮酒，过量饮酒会影响钙的吸收。

● 烹调方法很重要，如菠菜等蔬菜含有草酸，会影响钙的吸收，可用沸水汆烫后再烹调。

养生食疗方

海带香菇腔骨汤

材料 腔骨500克，水发海带150克，大枣10颗，香菇3朵，枸杞子、姜片、盐各适量，料酒1大匙，醋少许。

做法 ① 将腔骨洗净切块，放入开水中烫一下，捞出；海带泡洗干净，切段；香菇泡软，去蒂，切片；大枣泡发洗净。

② 锅中倒入适量清水，将各种食材及料酒、醋、姜片一起放入，炖煮至熟，出锅前放入枸杞子、盐，再煮5分钟即可。

功效 有强筋壮骨、补血行气之功效，适用于骨质疏松。

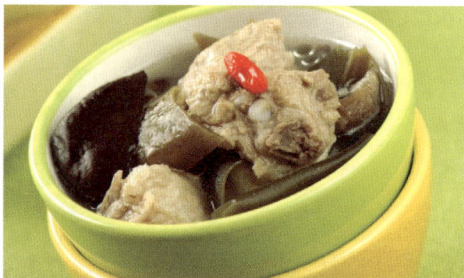

鲑鱼豆腐汤

材料 鲑鱼300克，豆腐1块，大白菜100克，胡萝卜块、葱末、盐、白糖、香油各适量。

做法 1 鲑鱼洗净，切块；豆腐冲净，切块；大白菜洗净，撕小片。

2 锅中加入适量水煮沸，放入鲑鱼块、白菜片、胡萝卜块及调味料（葱末除外）大火煮熟，改小火，加入豆腐块煮熟至入味，撒下葱末即可。

功效 可增强肾功能，预防骨质疏松。

牛奶粳米粥

材料 粳米半杯，牛奶500毫升，盐适量。

做法 1 将粳米淘洗干净。

2 锅置火上，放入粳米和水，大火烧开，改用小火熬煮30分钟左右至米粒涨开时，倒入牛奶拌匀。

3 再用小火熬煮10～20分钟，至米粒黏稠，溢出奶香味时即可。食用时可根据个人口味添加盐调味。

功效 此粥有预防骨质疏松的效果。

魔芋炖黄豆

材料 黄豆、魔芋各20克，白萝卜、笋各10克，酱油、白醋、米酒、白糖各适量。

做法 1 先将黄豆浸泡3小时。其余食材洗净，切小丁。

2 将所有处理好的食材混合，加调料拌匀后置于锅中，加适量水。

3 用中小火炖煮2小时即可。

功效 黄豆中含有多种矿物质，可补充钙质，防止因缺钙引起的骨质疏松，促进骨骼发育，对小儿、老人的骨骼生长及保健极为有利。另外，魔芋、白萝卜和笋均是含钙量高且热量非常低的食物，保健效果显著。

特效偏方·验方

六味地黄汤

配方 熟地黄24克，山萸肉、怀山各12克，泽泻、牡丹皮、茯苓各9克。

做法及用法 将以上所有中药用水煎服，每日1剂。

美味药膳

淮杞甲鱼汤

配方 怀山15克，枸杞子10克，骨碎补20克，甲鱼1只，姜、盐、料酒各适量。

做法及用法 甲鱼宰杀，去内脏、洗净；将上述各味中药一起放入布袋中，与甲鱼一起放入砂锅中，加入适量清水，用小火炖煮至甲鱼熟烂，最后加入姜、盐、料酒调味即可，佐餐食用。

功效 滋阴补肾、益气健脾，适用于骨质疏松。

肩周炎

肩周炎是肩关节周围炎症的简称，因50岁前后多发，又称"五十肩"，多见于体力劳动者。如不积极治疗，可能会严重影响肩关节的功能活动，妨碍正常生活。因此，要注意肩关节的保暖，避免受寒，加强关节活动，避免劳累。

【主要症状】

开始为阵发性疼痛，后变成持续性疼痛，肩关节各个方向的活动均受限。

【饮食原则】

● 忌吃肥肉、奶油、油炸类等高脂肥腻食品。

● 忌吃海味；忌酒、咖啡、浓茶。

特效偏方·验方

芍药甘草汤

配方 芍药30克，甘草10克，白糖适量。

做法及用法 将甘草、芍药浸湿切成薄片，放入砂锅内加水1000毫升，以中火煎20分钟左右，滤渣，留取汁液，加入白糖拌匀即可。温服。

功效 此方温补中阳，具有调和肝脾、缓急止痛的功效，可适用于缓解和辅助改善急性肩周炎。

药茶·药酒

丝瓜粉茶

配方 丝瓜1根。

做法及用法 将丝瓜洗净之后切薄片，放在太阳底下自然晒干，磨成细粉。每天饭前30分钟，以100毫升开水冲泡，代茶饮。每次服用12克。

功效 可有效改善和缓解肩周炎症状。

美味药膳

附桂猪蹄汤

配方 附片、桂枝各10克，猪蹄1对，桑枝30克，羌活15克，盐、味精各适量。

做法及用法 猪蹄去毛、洗净，切块，中药用布包好，加入清水炖至猪蹄熟烂后，去掉药包，加盐、味精调味。

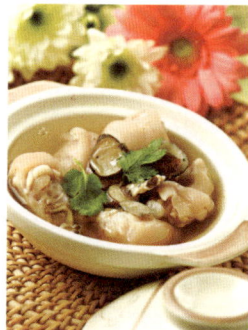

股骨头坏死

股骨头坏死主要是指股骨头血运受阻或遭受破坏而引起的股骨头骨质缺血，继而发生坏死。中医认为，股骨头坏死属"髀枢痹"和"骨痹"，与人体内的肝、脾、肾三脏功能失常关系密切，应辨证地予以治疗。

【主要症状】

● 疼痛，针刺样、钝痛或酸痛不适，可为间歇性或持续性，行走活动后加重。

● 关节僵硬与活动受限，如下蹲困难、不能久站、行走时鸭子步等。

● 跛行，多为进行性短缩性跛行。

【饮食原则】

● 饮食要做到品种多样，粗细粮搭配适宜。日常饮食多吃含钙高的食物。

● 限制酒类的摄入，但可以饮用少量葡萄酒，起到软化血管的作用。少吃辛辣刺激性食物以及肥甘厚味的食物。

养生食疗方

黄豆牛肉汤

材料 牛肉400克，莲藕200克，胡萝卜半根，海带80克，黄豆50克，葱花、姜片各少许，盐1小匙，鸡精半小匙。

做法 ① 将牛肉洗净切块；莲藕洗净，去皮，切块；海带洗净，切大块；胡萝卜去皮，洗净，切块。

② 将切好的牛肉块放入热水中汆烫透，去尽血水后捞出，备用；黄豆冲洗干净，放入清水中泡至涨发。

③ 锅中加清水烧沸，放入所有材料用大火煲沸，再转至小火煲1小时，加盐、鸡精调味即可。

特效偏方·验方

四物汤

配方 熟地黄12克，当归、白芍各9克，川芎6克。

做法及用法 以上材料水煎服，每日1剂。

防风丹参剂

配方 生南星、天麻、防风、沉香、土虫、丹参、羌活、羊骨、赤芍药各15克，白芷5克，红花2克，自然铜10克，血竭25克，麝香0.8克。

做法及用法 将以上所有中药混合研末，每次2克，每日2次，饭后白开水送服，6个月为1个疗程。

骨折

骨折主要分为闭合性骨折和开放性骨折两种类型。闭合性骨折的皮肤没有损伤，折断的骨头不与皮肤外界相通，但可看到局部形状的改变；开放性骨折又称复杂性骨折，骨折的局部皮肤破裂，骨折的断端与外界相通，能在皮外看到骨折断端。

【主要症状】

骨折部位很有可能会充血、出血，局部出现肿胀、疼痛。

【饮食原则】

● 饮食既要有营养，又要易消化，切忌偏食，可多吃水果、蔬菜。

● 忌盲目补钙，钙是构成骨骼的重要原料，但增加钙的摄入量并不能加速断骨的愈合，对于长期卧床的骨折患者，还有引起血钙增高的潜在危险。

● 忌食糯米等易胀气的食物。

养生食疗方

笋丝蟹肉汤

材料 豆腐100克，冬笋、蟹肉棒各50克，香菜叶、盐、味精、鸡精各少许。

做法 1 将豆腐洗净，切丝；冬笋去壳，洗净，切丝；蟹肉棒撕成丝；将所有材料分别汆烫后，备用。

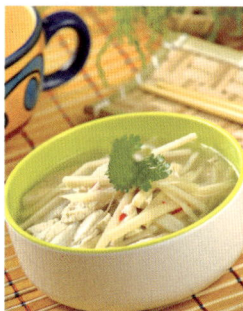

2 锅置火上，倒入2碗清水烧开，将汆烫好的材料一并倒入锅内烧开，加入盐、味精、鸡精调味，撒香菜叶即可。

功效 清热、散血、滋阴。

美味药膳

鳝鱼强筋健骨汤

配方 鳝鱼1条（重约250克），党参、牛蹄筋各15克，当归10克，料酒、葱段、姜片、肉汤、盐、色拉油各适量。

做法及用法 1 将牛蹄筋用温水泡发，然后撕去筋膜，切段；党参、当归分别洗净切片，装入纱布袋后扎口。

2 鳝鱼宰杀，去内脏，洗去血水，去骨和头，鳝鱼肉切成条，入油锅中炸至金黄色捞出。

3 锅中注入适量肉汤，加入牛蹄筋、鳝鱼肉、盐、中药包、料酒、葱段、姜片、盐，煮至鳝鱼肉和牛蹄筋熟烂，拣去中药包即可。

肌肉拉伤

肌肉拉伤是最常见的一种运动伤害，许多喜欢运动的人往往会因为运动过度而出现肌肉拉伤的症状；而不常运动的人偶尔开始运动练习时，也会因为肌肉弹性不足，容易被一时较大的外力拉扯而受伤。

【主要症状】

出现极度的疼痛与刺痛感，拉伤部位肿胀，有时还有肌肉神经麻痹的症状。

【饮食原则】

● 多食用新鲜蔬果，以补充维生素C，预防肌肉拉伤。

● 日常饮食中多摄入一些含钙质的食物。

养生食疗方

素蒸西蓝花

材料 西蓝花1个（约300克），红甜椒丁、黄甜椒丁各适量，鲜蘑菇1小把，素蚝油1大匙，盐少许。

做法 ❶ 西蓝花掰成小朵、洗净、沥干水分，撒上少许盐，上锅蒸5~6分钟，熟后取出。

❷ 锅中放素蚝油，倒入60毫升水，加入洗净的鲜蘑菇煮熟，关火，撒入甜椒丁拌匀，盛出淋在西蓝花上即可。

胡萝卜拌双花

材料 西蓝花、菜花、胡萝卜各半个，瓜子仁、黑芝麻、辣椒油各适量，盐、鸡精各半小匙，熟植物油3大匙。

做法 ❶ 将西蓝花和菜花各切成小朵，洗净；胡萝卜去皮洗净，切圆片。

❷ 锅中加水烧开，放入菜花、西蓝花、胡萝卜片煮熟，捞出沥干，盛盘。

❸ 在盘中加入盐、鸡精、辣椒油、熟植物油拌匀，撒上瓜子仁、黑芝麻即可。

功效 西蓝花和菜花都含有丰富的维生素C，可以有效地促进拉伤的肌肉复合。

特效偏方·验方

红小豆菜根方

配方 黄花菜鲜根10克，红小豆30克，黄酒适量。

做法及用法 将前2味中药水煎，去渣留汁，冲入黄酒，温服。

功效 可以有效地缓解肌肉拉伤引起的疼痛。

颈椎病

颈椎病主要是由于颈椎长期劳损、骨质增生或椎间盘突出、韧带增厚，使颈椎脊髓、神经根或椎动脉受压，出现的一系列功能障碍的临床综合征。颈椎病的症状多样而复杂，多数患者开始症状较轻，以后逐渐加重。

【主要症状】

● 头、颈、肩、背、手臂酸痛，颈部僵硬，活动受限并伴有头晕。

● 重者有恶心呕吐，卧床不起，甚至还会出现上肢无力，手指发麻等症状。

【饮食原则】

● 饮食要合理搭配，均衡营养。

● 注意多摄入富含钙、蛋白质、维生素B族、维生素C和维生素E的食物。

● 避免食用生冷寒凉和肥厚油腻的食物，不利于病情的康复。

养生食疗方

萝卜鲜鱼汤

材料 鲜鱼（处理干净）500克，白萝卜150克，尖椒100克，葱段、姜片、白酒、料酒、盐、味精、色拉油各适量。

做法 1 白萝卜、尖椒分别洗净，切成菱形片。

2 将色拉油放入锅中，烧至八成热，下鱼，放少许白酒，烧至微黄，放入葱段、姜片。

3 然后放入白萝卜片和尖椒片，加水，大火煎至微白。

4 待汤微开，放少许料酒，放入少许盐，用中火煎煮至酒味消失，加盐、味精调味即可。

特效偏方·验方

桂枝葛根汤

配方 葛根12克，桂枝（去皮）、芍药、炙甘草各6克，生姜9克，大枣4颗。

做法及用法 以上材料水煎服，每日2次。

疏风养血汤

配方 天麻、桑枝、僵蚕、片姜黄各10克，珍珠母、生白芍各25克，生甘草、钩藤各15克，葛根、秦艽各12克，丹参、银花藤各20克。

做法及用法 将以上所有中药用水煎服，每日1剂，分3次服用。

功效 本方有平肝息风、清热祛湿的功效，可用于缓解颈椎酸痛等症。

腰腿疼痛

腰腿疼痛是骨伤科门诊常见的腰、腿部伤病，以中老年人最为常见，其主要是由于腰腿部的骨骼、韧带、肌肉以及关节出现问题而引起的，如肌肉扭伤、韧带拉伤或椎间盘突出等。另外，坐姿以及站姿不当、劳累、遇冷等也会导致腰腿疼痛。

【主要症状】

● 腰部与腿部出现抽痛、间歇性疼痛或偶发性的剧烈疼痛。

● 严重者会伴随着四肢冰冷、头痛、四肢无力等症状。

【饮食原则】

● 多食用一些富含维生素的食物。

● 多摄入一些含钙质的食物，如牛奶、豆制品等，以强化骨骼机能。

养生食疗方

西红柿炒豇豆

材料 鲜豇豆250克，西红柿1个，鸡蛋3个，料酒、酱油、盐各半小匙，蒜、色拉油各适量。

做法 1 豇豆洗净后切段；西红柿洗净，切块；蒜拍散；鸡蛋打散，调入料酒和一点清水，搅拌均匀；锅烧热，下色拉油，先翻炒鸡蛋，盛出备用。

2 锅中再倒入少许油，油七成热时，将豇豆段倒入翻炒2分钟，再放入西红柿块炒1分钟，淋入少许清水，放入拍散的蒜，盖上盖子，用中火焖5分钟。

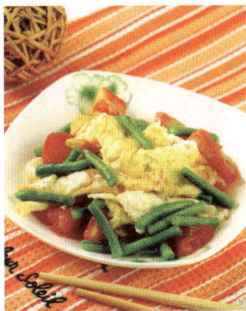

3 打开盖子，淋入酱油，调入盐，把炒好的鸡蛋倒入，改大火翻炒1分钟，待汤汁略干即可关火。

功效 补肾益精、理中益气。

药蛋·药醋

艾叶鸡蛋方

配方 艾叶30克，鸡蛋3个，红糖适量。

做法及用法 将艾叶用火点燃后留炭，将鸡蛋洗净后放入铁锅内加水1500毫升，煮至剩500毫升水时，捞出鸡蛋，剥去蛋壳，再放锅内小火煮。将煮熟鸡蛋、艾叶炭、红糖同时放碗内，用锅里煮蛋茶冲之，蛋茶全服完，每晚睡前服用，连服3天。

坐骨神经痛

坐骨神经是支配下肢的主要神经，坐骨神经痛是指坐骨神经发生病变的一组症状群。其中，腰椎间盘突出是最常见的病因。其次，椎管内肿瘤、腰椎结核、妊娠子宫压迫、臀部外伤、梨状肌综合征等也是发病原因。

【主要症状】

以单侧性疼痛为主要表现，呈持续性钝痛、烧灼样、刀割样痛，夜间更严重。

【饮食原则】

● 多食用含维生素和膳食纤维的食品。

● 可以适当吃些坚果，如核桃、白果、松子等，它们含丰富的神经代谢性营养物质。

● 刺激性的食物要少吃，不能吃生冷、过冷或过酸的食物。少饮酒。

● 严禁暴饮暴食。适当控制饮食的量，合理搭配杂粮。

特效偏方·验方

舒筋活络饮

配方 独活、牛膝各15克，木瓜、地龙、千年健各10克，杜仲、续断、当归、威灵仙各12克，鸡血藤25克，红花、川芎各9克。

做法及用法 将以上所有中药用水煎服，每日1剂，早晚分服。

药茶·药酒

桃红寄生酒

配方 桃仁、红花、桑寄生各150克，延胡索、狗脊、杜仲、川断、枸杞子、丹参、川牛膝、淮牛膝、川芎各100克，姜黄、佛手、白花蛇舌草各50克，白酒5000毫升。

做法及用法 将上述各味药材切碎，装入纱布袋内，放入酒坛，倒入白酒密封，浸泡30天以上即可饮用。

功效 此方祛风通络、除热壮腰。

美味药膳

漏芦党参鸡

配方 童子鸡1只，漏芦、党参各50克。

做法及用法 先将漏芦、党参装入鸡腹，用棉线扎好放入砂锅内用小火炖至烂熟即可食用。

三叉神经痛

三叉神经痛是指在面部三叉神经分布区内反复发作的阵发性剧烈神经痛，是公认的疑难杂症之一，被称为"天下第一痛"。该病大多在40岁起病，以中老年人、女性发病率较高。因此，日常生活中要做好头面部的保暖，保持愉快的心情。

【主要症状】

面部剧烈疼痛骤发骤停，呈刀割样、烧灼样，顽固性、难以忍受，同时伴有面部肌肉抽搐、流泪等症状。

【饮食原则】

● 饮食要均衡，可采用少食多餐的进食方式。

● 多吃糖类含量高的食物，以保护神经功能；多吃含维生素B₁和维生素C的食物。

养生食疗方

火腿煮西蓝花

材料 西蓝花、火腿、黄油、盐各适量。

做法 ❶ 西蓝花切小朵，余烫一下；火腿切小片。

❷ 锅中加适量清水，放西蓝花、火腿片略煮，加黄油、盐调味即可。

特效偏方·验方

白芍决明甘草方

配方 白芍30克，甘草15克，决明子、葛根各20克。

做法及用法 将以上各味中药放在一起水煎服，每日1次。

药茶·药酒

神清益智茶

配方 西洋参、麦门冬各10克，大枣3颗，白果50克。

做法及用法 大枣去核，洗净；白果去皮；西洋参和麦门冬用清水冲洗干净，备用。将西洋参、麦门冬、大枣、白果放入锅中，加水1000毫升，小火煮20分钟，取汁当茶饮用。

功效 养阴清热。

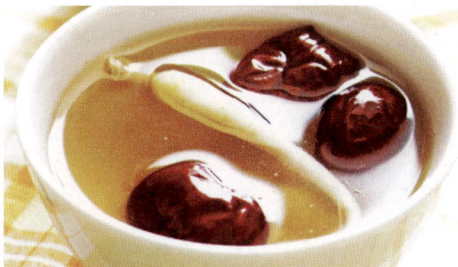

足跟痛

足跟痛是由于足跟的骨质、关节、滑囊、筋膜等处病变引起的一种常见疾病，以中老年人，尤其是女性、久立或行走工作者及足部有长期慢性轻伤者最为常见。中医学认为，足跟痛多属肝肾阴虚、痰湿、血热等因所致。

【主要症状】

足跟一侧或两侧疼痛，不红不肿，行走不便。

【饮食原则】

● 日常饮食中注意摄入含维生素C和含钙的食物，预防骨刺的形成。

● 避免食用乙醇、咖啡、糖类食品。

养生食疗方

沙茶韭菜煮鸭血

材料 鸭血500克，酸菜2片，韭菜1小把，红椒丝少许，高汤1500毫升，盐适量，沙茶酱2大匙。

做法 1 鸭血洗净，切片，用开水氽烫后捞出；酸菜切丝；韭菜切段。酸菜丝先放入高汤内煮沸，再放入鸭血片煮熟后，加盐调味。

2 放入韭菜段后熄火，加沙茶酱调味，撒上些许红椒丝即可。

美味药膳

猪皮枸杞子大枣汤

配方 猪皮300克，猪脊骨500克，猪瘦肉200克，枸杞子10克，大枣20克，姜适量，盐1大匙，鸡精2小匙。

做法及用法 先将猪皮去净猪毛、切块；猪瘦肉切厚片；猪脊骨剁成块；锅内烧水，待水沸时，放入猪皮块、猪脊骨块、猪瘦肉片煮去血水，用水冲净；往砂煲内放入全部食材，加入清水，煲2小时左右，调入盐、鸡精即可食用。

功效 养血益气，缓解足跟疼痛。

淡竹叶葫瓜汤

配方 淡竹叶50克，葫瓜300克。

做法及用法 将淡竹叶与葫瓜加适量水，以大火煮沸后，再用小火续煮45分钟，滤渣服用。

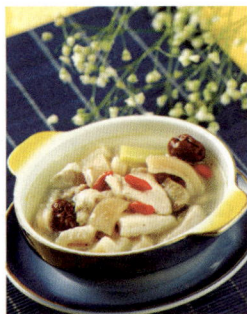

胆结石

胆结石是由胆汁内杂质沉淀形成的结晶状小固态物，主要沉积于胆囊、胆总管、肝内胆管中，是胆道系统的一种常见病。一般来说，胆结石初期患者不会有察觉，只有当胆结石阻塞胆道时，患者才会知道自己已经患上了胆结石。

【主要症状】

严重及突发性的右上腹疼痛、闷胀、嗳气、黄疸、发热、寒战、消化不良、恶心、呕吐等。

【饮食原则】

● 宜少吃含高脂肪、高胆固醇的食物，以减少胆囊素的释放。

● 宜多吃一些膳食纤维含量丰富的食物，保持大便通畅。

养生食疗方

黑木耳枣米粥

【材料】糯米150克，黑木耳25克，大枣6颗，红糖100克。

【做法】1 将黑木耳用温水泡发，择洗干净，撕成小朵；大枣洗净，去核；糯米淘洗干净，用清水浸泡12小时，备用。

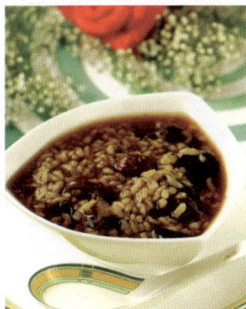

2 铝锅上火，加入适量清水，先放入糯米大火煮沸，再加入大枣、黑木耳，转小火煮至粥熟，然后放入红糖调匀，出锅装碗即可。

【功效】黑木耳含有丰富的膳食纤维，可以有效帮助排毒，适用于胆结石。

简易单方

金钱草煎剂

【配方】金钱草200克。

【做法及用法】将金钱草加水煎煮，每日服用1剂。

特效偏方·验方

金钱草丝瓜络

【配方】大叶金钱草30克，丝瓜络20克（煅存性，研细末），酒适量。

【做法及用法】先水煎金钱草取浓汁，滴入酒数滴，送服丝瓜络末。每日2次。

冻疮

冻疮是一种由于寒冷而导致的皮肤损伤，冬天最为常见，好发于肢体的末梢和暴露的部位，如手、足、鼻尖、耳垂和面颊部。其主要易患人群为儿童、女性和老年人。冻疮一旦发生，很难快速治愈，需等到天气转暖后才会慢慢愈合。因此，治疗冻疮的关键是预防。

【主要症状】

局部胀痛、瘙痒，遇热后加剧，溃烂后疼痛。

【饮食原则】

● 宜食温热、活血、通络食物，如狗肉、牛肉、羊肉等。忌食性寒凉的食物。

● 注意补充蛋白质和维生素。

养生食疗方

姜芽拌皮蛋

材料 洋葱半个，姜芽30克，松花蛋2个，青椒、红椒、盐、白糖各适量，醋1小匙，香油少许。

做法 ❶ 洋葱去皮，洗净，切长条；姜芽洗净，切条；松花蛋去皮，切成瓣；青椒、红椒洗净后切小圈。

❷ 将各种处理好的食材放入碗中，加入调料拌匀即可。

功效 姜芽与洋葱、皮蛋搭配食用，有解表散热、清热利湿的功效。

药茶·药酒

红花当归酒

配方 红花、川芎、当归、生姜各10克，

白酒500毫升。

做法及用法 将以上各味一起加入白酒中，浸泡1周后即可服用，每次饮酒10毫升，每日2次。

功效 此方活血散瘀，适用于冻疮等症。

美味药膳

莲枣猪血汤

配方 猪血100克，大枣70克，莲子60克，枸杞子适量，白糖1大匙，盐少许。

做法及用法 猪血洗净，切块，汆烫后捞出备用；大枣洗净，去核；莲子去心，洗净；枸杞子洗净。将大枣、莲子一同入锅中，加适量水以小火煮约25分钟，放入猪血块、枸杞子、白糖、盐再煮3～5分钟即可。

功效 滋阴益气，促进血液循环。

疝 气

疝气又名小肠气，是腹内脏器由正常位置经腹壁上孔道或薄弱点突出而形成的包块，可分为腹股沟疝、脐疝等。男女老幼均有可能发病。中医认为，本病与气滞、气虚、寒湿有关，食疗宜采用疏肝理气、温化寒湿、补中益气之品。

【主要症状】

腹股沟有可复性肿块，有时可坠入阴囊。伴有局部胀痛和牵涉痛。发生嵌顿时，疝块增大，疼痛明显。

【饮食原则】

● 多食用富含膳食纤维的食物，如山药、白萝卜等。

● 忌食坚硬难消化的食物。

● 忌食寒凉食物。

简易单方

枇杷核煎剂

配方 枇杷核15克。

做法及用法 将枇杷核加水煎汁，每日服用2次。

药茶·药酒

海藻酒

配方 海藻500克，黄酒1500毫升。

做法及用法 海藻洗净，置于容器中，加入黄酒，密封，浸泡1天后去渣即成。将酒浸后的海藻暴晒干，捣为末，每次取30毫升酒、3克海藻调和服用，每日3次。

美味药膳

鸽杞黄芪粳米粥

配方 粳米200克，乳鸽肉100克，枸杞子、黄芪各30克，盐、小茴香各适量。

做法及用法 在铝锅中放入适量清水，放入黄芪煎煮取汁；鸽肉洗净，剁成肉泥；粳米、枸杞子洗净；在锅中加入适量清水，放入粳米、黄芪汁、鸽肉泥、枸杞子，小火煮至米烂粥稠，再加入盐、小茴香拌匀即可装碗。

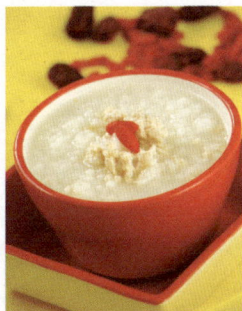

烧烫伤

烧烫伤是指因火、沸水等高热物质侵害人体引起的外伤性疾病。烧烫伤发生后，首先要判断伤情，根据受伤的面积和深度决定是轻伤还是重伤，并根据受伤的程度进行现场急救和早期处理。通常情况下，一个手掌大小的面积为1%，超过30%大多为重症。

【主要症状】

● Ⅰ度烧伤时烧伤部位发红，有剧痛。

● Ⅱ度烧伤时烧伤部位有水疱，疼痛也加重。

● Ⅲ度烧伤时烧伤部位发黑或呈棕黄色，疼痛反而减轻。

【饮食原则】

● 饮食以清淡为主，忌食辛辣刺激食物以及乙醇，以免对伤口愈合造成不利影响。

● 不宜吃发性的东西，比如牛羊肉、海鲜等，以免引起过敏反应。

养生食疗方

薯瓜粉粥

（材料）玉米粒200克，玉米粉300克，红薯、南瓜各250克。

（做法）1 将红薯和南瓜去皮、洗净，切成鹌鹑蛋大小；玉米粒洗净，备用。

2 锅上火，加入适量清水，先放入玉米粒用大火煮约5分钟，再加入红薯块和南瓜块，煮至将熟的时候，将玉米粉撒入粥中搅匀，再转小火煮至粥熟，即可出锅装碗。

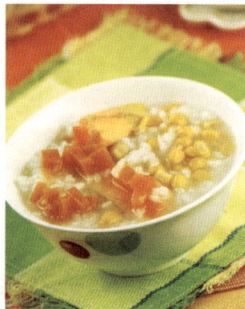

简易单方

蜂房消炎止痛方

（配方）蜂房30克。

（做法及用法）将蜂房放入砂锅中，加清水1000毫升，煮沸15分钟，过滤去渣。用消毒纱布浸泡蜂房水湿敷烧伤处。

药蛋·药醋

绿豆大黄醋方

（配方）绿豆、生大黄（炒用）、米醋各适量。

（做法及用法）先将绿豆、生大黄研为细末，再用米醋调匀成糊状。外用，涂于患处。

脱肛

脱肛是直肠黏膜、直肠全部或部分乙状结肠向下移位，脱出肛门外的一种疾病，常因一些感染、损伤、炎症等引起。任何年龄均可发病，但多见于5岁以下的儿童和老年人，也可见于多次分娩的女性。儿童多为直肠黏膜脱出，成人多为直肠全部脱垂。

【主要症状】

大便秘结干硬或久痢久泻、痔疮现象非常严重。

【饮食原则】

● 宜多食补气补虚的食物，如黑木耳、茄子、山药、芡实、鸡肉、羊肉等。

● 宜多食粗粮及脂肪含量高的食物。

● 多饮水，保持大便通畅。少吃刺激性食物，如辣椒和一些热性调料。

养生食疗方

洋葱炒猪肚

材料 熟猪肚400克，洋葱末20克，葱花、姜末各2小匙，料酒1小匙，盐、味精各少许，香油、白糖、色拉油各适量，清汤100毫升。

做法 1 熟猪肚切成5厘米长、0.2厘米宽的丝。

2 锅烧热，下色拉油，放入洋葱末，加入清汤、猪肚丝、葱花、姜末、料酒、盐、白糖、味精翻炒。

3 炒至汤汁收干时，淋入香油，即可出锅食用。

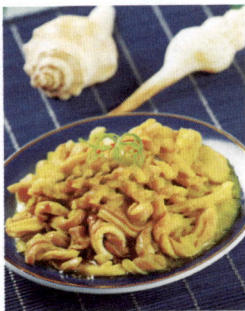

简易单方

枳壳方

配方 生枳壳9克。

做法及用法 将生枳壳加水煎汤，去渣取汁。每日1剂，连服10天。同时用煎汤洗患部，效果更好。

功效 此方破气行痰，散积消痞。适用于脱肛、子宫脱垂等症。

美味药膳

党参黄鳝煲

配方 党参15克，黄鳝1条，盐适量。

做法及用法 将黄鳝去内脏洗净，与党参一起放入砂锅中，加适量水，煮沸后改用小火煮1小时，加盐调味即可。

痔疮

痔疮又名痔核、痔病、痔疾等，分为内痔、外痔和混合痔三种类型，是肛门黏膜的静脉丛发生曲张而形成的一个或多个柔软的静脉团，已经成为现代人常见的一种慢性疾病。痔疮形成的原因很多，主要是由久坐、久站、缺乏运动、不良的排便习惯、缺乏粗纤维的饮食、大便秘结干硬等引起的。

【主要症状】

容易出现排便困难、便血、肛门瘙痒、局部分泌物增多或疼痛等症状。

【饮食原则】

● 多吃蔬菜和水果，尤其是冬瓜、蚌肉、丝瓜、香蕉、柿子等。

● 少吃油炸、熏烤食品以及味香肥美的油腻食品，晚餐不要吃得太干、太饱。

养生食疗方

煮羊血

材料 羊血200克，米醋、盐、味精各适量。

做法 羊血用清水冲洗干净，沥干切块，备用。把洗干净的羊血块放入锅中，加入米醋，煮熟后加入盐、味精调味即可食用。

功效 化瘀止血。适用于内痔出血等症状。

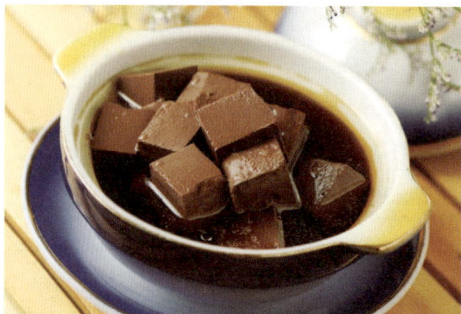

特效偏方·验方

竹笋苦参汤

配方 马齿苋、芦竹笋、苦参各15克。

做法及用法 将以上所有中药用水煎服，每日1剂。

功效 可增加胃肠蠕动、润肠通便，有利肠道的有害物质和致癌物质排出。

药茶·药酒

槐叶茶

配方 嫩槐叶15克。

做法及用法 将嫩槐叶蒸熟，晒干；每次服15克，用沸水冲泡。代茶饮，每日1剂。

功效 清热、凉血止血。用于肠风痔疮出血。

淋巴结核

淋巴结核是由结核杆菌感染而引起的一种常见外科疾病。由于其似串珠状，如果溃脓破口则经久不愈，因此又被称为"鼠疮"。多发于儿童以及青少年，以颌下、颈部、腋下、背部、腹股沟等处发病最为常见。

【主要症状】

● 起病缓慢，初起时结核如豆，肤色不变，不常痛。

● 成脓时皮肤转为暗红色，往往反复发作。

【饮食原则】

● 多吃新鲜蔬菜和水果，少吃辛辣和肥腻的食物。

● 要少抽烟、少喝酒。

养生食疗方

胡萝卜紫菜汤

材料 胡萝卜200克，紫菜50克，鲜橘皮、姜丝、葱末、盐、酱油、香油各适量。

做法 将胡萝卜洗净、切片；紫菜洗净、撕碎；鲜橘皮洗净、切丝，用干净纱布包好，备用。砂锅内加适量水，放入胡萝卜片、紫菜、橘皮纱布袋、姜丝、葱末，先用大火烧沸，然后改用小火煮15分钟，调入盐、酱油、香油即可。

特效偏方·验方

蒲公英陈皮汁

配方 鲜蒲公英50克，陈皮20克，白糖适量。

做法及用法 将蒲公英、陈皮洗净，切碎，放入砂锅内，加水烧沸，改小火煮约30分钟，去渣取汁，加入白糖即可。

美味药膳

南瓜海带猪肉汤

配方 南瓜、猪肉各250克，海带100克，夏枯草10克，姜、盐、鸡精各适量。

做法及用法 猪肉切厚片；海带洗净；南瓜去皮及籽，洗净切块。锅内烧水，待水开时，放入夏枯草、猪肉片汆烫去表面血渍，倒出洗净。瓦煲放入清水，用大火煮沸后放入猪肉片、海带、南瓜块、姜，煲2小时后调入盐、鸡精即可食用。

尿路结石

尿路结石按结石所在部位可分为肾结石、输尿管结石、膀胱结石和尿道结石。其发病率男性高于女性，肾与输尿管结石多见于20～40岁的青壮年，约占70%；膀胱和尿道结石多发生在10岁以下的儿童和50岁以上的老人。

【主要症状】

尿痛、尿急、尿频；如果出现逆行感染，则会出现发热、嗜睡、烦躁等症状。

【饮食原则】

● 饮食宜清淡，以低蛋白、低脂肪为主；注意多样化饮食；养成多喝水的习惯以增加尿量。

● 限制肉类食物的摄取，应该多食用富含膳食纤维的粗粮；限制钠盐的摄入。

养生食疗方

苦瓜西红柿汤

材料 苦瓜1根，西红柿2个，胡萝卜半根，土豆1个，洋葱片少许，盐、色拉油各适量。

做法 ① 苦瓜去籽，切片；土豆、西红柿分别洗净切块；胡萝卜洗净，去皮，切片，备用。

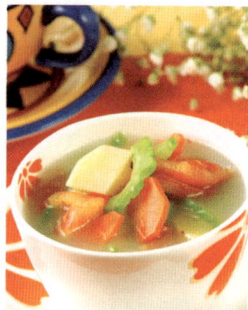

② 锅烧热，下色拉油、洋葱片、土豆块炒至半熟后，下入西红柿块炒软，加适量清水煮沸，下苦瓜片、胡萝卜片、盐，煮至入味即可。

功效 此方清热、健胃、生津止渴。

特效偏方·验方

三金排石汤

配方 金钱草50克，海金沙15克，鸡内金5克。

做法及用法 将以上3味放入砂锅中，加水用小火煎煮1小时，取汁饮用。

美味药膳

车前子粥

配方 车前子30克，粳米50克。

做法及用法 先将车前子放入砂锅加水煎煮30分钟过滤，去渣，留汁，将粳米放入煮成粥，每日早晚空腹服食。

功效 此方可清热利尿。适用于尿路结石及各种小便不利等症。

第 五 章

五官科疾病对症食疗

中医认为，人体的外在表现是五脏六腑、气血阴阳功能的体现。换句话说，就是通过人的五官、皮肤、毛发的功能好坏、颜色润泽程度等可以判断人体内五脏六腑、阴阳气血的过剩与不足。因此，人们平时的保健养颜只做外在养护是不够的，还要注重由内养外。

沙眼

沙眼是由沙眼衣原体引起的一种慢性传染性结膜角膜炎，因其在睑结膜表面形成粗糙不平的外观形似沙粒，故名沙眼。潜伏期为5～12日，多发生于青少年时期。由于沙眼衣原体常附着在患者眼的分泌物中，任何与分泌物接触的情况，均有可能造成沙眼传染。

【主要症状】

● 眼部有异物感、畏光、流泪。

● 眼部经常有很多黏液或黏液性分泌物。

● 症状严重者甚至会出现视力下降等症状。

【饮食原则】

● 多吃具有明目作用的食物，如枸杞子、香蕉、桑葚子等。

● 多吃富含维生素A的食物。如动物肝脏、鱼类、牛奶、萝卜、苋菜、菠菜、青椒等，对眼睛有益，可以预防眼部疾患。

养生食疗方

健康蔬菜汤

材料 西红柿块200克，西芹、胡萝卜条、面粉各50克，土豆条100克，鲜牛奶、盐、白糖、黄油、高汤、色拉油各适量。

做法 起锅热油，放入蔬菜炒透，加高汤煮8分钟；另一锅中放入黄油，加面粉炒匀，冲入牛奶烧开，倒入煮好的蔬菜及汤汁，烧开后加盐、白糖调味即可。

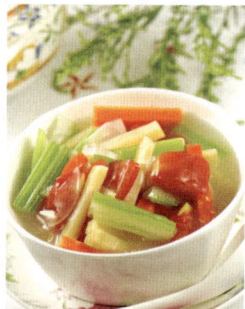

特效偏方·验方

赤芍防风饮

配方 赤芍、玄参、连翘、防风、荆芥各10克，白鲜皮15克，甘草6克。

做法及用法 以上材料水煎服，每日3次。

美味药膳

榕树叶黄豆汤

配方 榕树叶30克，黄豆20克，冰糖15克。

做法及用法 将榕树叶、黄豆、冰糖加水共煎40分钟。顿服，每天1剂，连服1周。

青光眼

青光眼是眼科的一种疑难病，种类很多，常见的分为急性和慢性两类。多见于中壮年，特别是女性较多，多数发病原因与精神有关，如精神刺激、激动、失眠和过度疲劳等。对视力危害极大，因此要做到早发现，早治疗。

【主要症状】

角膜周围充血、瞳孔散大、视力急剧减退、头痛、恶心、呕吐等。

【饮食原则】

● 选择低盐饮食，炒菜不要过咸。可适当多吃富含膳食纤维的食物。

● 青光眼患者应注意多食用一些高渗透性食物，如蜂蜜等。

药茶·药酒

槟榔茶

配方 槟榔10克。

做法及用法 将槟榔加水煎汤，去渣取汁。代茶饮，轻泻为度。

功效 此方消积、行气、利水，适用于青光眼、眼压增高等症。

明目消翳茶

配方 蔓越莓汁300毫升，桑葚3小匙，杨桃、木瓜各20克。

做法及用法 将杨桃、木瓜分别洗净、切成小丁；蔓越莓汁温热，加入桑葚、杨桃丁、木瓜丁，浸泡5分钟即可。喝茶，吃果肉。

功效 此方适用于青光眼等眼部疾病患者饮用。

羌活茶

配方 羌活20克。

做法及用法 将羌活加水煎汤，去渣取汁。代茶饮。

功效 此茶解表散寒，祛湿通络。适用于青光眼患者饮用。

美味药膳

百合枸杞子汤

配方 百合100克，枸杞子、蜂蜜各适量。

做法及用法 将百合一片片剥下，撕去内衣，用清水洗净，再放入水中稍浸泡一会儿；枸杞子洗净泡软。将百合放入锅中，再加入适量清水，与枸杞子一起煮至熟烂，熄火，调入蜂蜜即可饮用。

夜盲症

夜盲症俗称"雀蒙眼"，中医称"雀盲症"，是指眼睛对黑暗的适应能力下降的一种眼睛疾病，有后天性与先天性两类。后天夜盲症的主要原因是维生素A缺乏或营养吸收失调，导致视神经和视网膜退行性变和萎缩。

【主要症状】

● 在较暗环境下或夜晚视力很差，看不清或完全看不见东西。

● 伴有眼睛干涩少泪、皮肤干燥缺少水分等症状。

【饮食原则】

● 饮食要以清淡的方式为主，尽量不要以煎、炸等方式来烹调食物。

● 宜吃含维生素A比较丰富的食物，如多吃一些新鲜的蔬菜和水果。

● 忌吃辛辣刺激性食物，忌吃香燥伤阴、性热助火的食物。

养生食疗方

五香猪肝

材料 猪肝300克，黄瓜100克，酱油、盐、白糖、香油各适量。

做法 1 将猪肝去尽筋膜，用立刀顺肝叶割，间隔3毫米左右，深达肝叶3/5，用清水洗净，入沸水中煮熟后捞出晾凉。

2 黄瓜去皮，剖开，改用直刀斜切，四刀一断，呈雀翅形，用盐腌渍一下，清水洗净，沥干水分，装入盘中垫底。

3 猪肝横刀路切成2厘米长的厚片，依次摆在黄瓜上；酱油、香油、白糖倒入碗里兑匀，最后淋于肝花上。

荸荠炒羊肝

材料 羊肝250克，荸荠150克，胡萝卜50克，鸡蛋清2小匙，生姜、葱、水淀粉、香油、盐、味精、色拉油各适量，白糖、生抽、料酒各1小匙。

做法 1 将羊肝用清水洗净，切片，放入少许盐、味精、鸡蛋清，腌渍约10分钟。

2 将胡萝卜、荸荠分别去皮，用清水洗净，切片；生姜切片；葱切段。

3 锅烧热，下色拉油、姜片、葱段爆香，放入羊肝片、胡萝卜片、荸荠片翻炒均匀。

4 淋入料酒，调入剩下的盐、味精、白糖、生抽、香油炒匀，最后用水淀粉勾芡即可。

麦粒肿

麦粒肿又名睑腺炎，是眼睑腺的急性化脓性炎症，俗称"针眼"，分为外麦粒肿和内麦粒肿。中医学认为其是外感风热毒邪，过食辛辣，脾胃蕴积热毒，热毒上攻所致。

【主要症状】

眼皮有小疖，微痒，局部红肿、热、痛，小疖成熟时，可自行溃破流脓。

【饮食原则】

饮食宜清淡，增加富含维生素A和蛋白质的食物，增强眼睑皮肤的抵抗力。

养生食疗方

苦瓜藕丝

材料 苦瓜300克，藕150克，南瓜丝10克，盐、味精、白醋、白糖、色拉油各适量。

做法 1 将苦瓜洗净去籽，切丝；藕去皮，洗净，切丝。

2 锅内放水烧沸，倒入苦瓜丝、藕丝、南瓜丝，加些白醋，汆烫至断生备用。

3 锅烧热，下色拉油，倒入藕丝、苦瓜丝、南瓜丝，加盐、味精、白糖，翻炒匀即可。

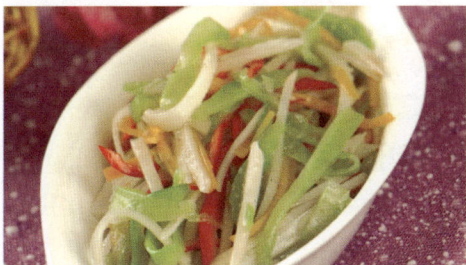

药茶·药酒

野菊红花茶

配方 野菊花30克，红花10克。

做法及用法 将洗净的野菊花、红花加水煎汤，去渣取汁。代茶频饮，每日饮用1～2次。

美味药膳

竹叶石膏粥

配方 竹叶10克，生石膏90克，粳米100克，白糖适量。

做法及用法 1 在锅内放入生石膏，烧沸后煎20分钟。

2 在锅中放入竹叶继续煎煮10分钟，去渣取汁，与粳米一起煮粥即可。食用时可根据个人口味添加白糖。

功效 清热解毒，消炎明目。

结膜炎

结膜炎是指眼睛的结膜感染上病毒或细菌而致的发炎，是一种传染性很强的疾病，通常会通过对患者的接触传染，如接触患者用过的毛巾等洗脸用具。以春夏为多发季节。根据不同的致病原因，可分为细菌性结膜炎和病毒性结膜炎两种。

【主要症状】

- 发病急，双眼刺痒、灼热，有黏性或脓性的分泌物，晨起经常粘住眼睑。
- 眼珠红赤、有点状出血斑并有强烈异物感，奇痒。

【饮食原则】

- 饮食应以清淡口味为宜，多吃营养丰富的食物和新鲜蔬菜。
- 维生素D可以用来辅助治疗结膜炎，一般黄绿色的食物中都富含这类营养素。

养生食疗方

八味杂粮粥

材料 糙米80克，燕麦、荞麦、红糯米、高粱米、薏米、稞麦各20克，大枣8颗，白糖适量。

做法 1 将各样杂粮准备好，用清水淘洗干净后，再用8～10倍的水浸泡一夜。

2 将泡好的杂粮煮15分钟后，加入大枣，续煮20～30分钟，关火后再闷1小时，至汤汁呈黏稠状，加白糖调味即可。

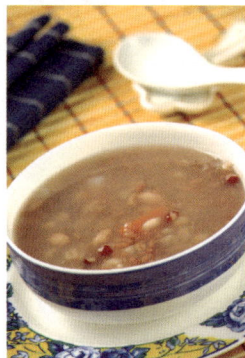

药茶·药酒

消炎明目茶

配方 密蒙花、羌活、白蒺藜（炒至微黄）、木贼、石决明各30克，甘菊90克，茶叶适量。

做法及用法 将以上前6味研为细末，混匀，每次取6克，与茶叶一同用沸水冲泡。每日2～3次。

药蛋·药醋

夏枯草鸡蛋方

配方 鲜夏枯草50克，鸡蛋1个。

做法及用法 将鲜夏枯草洗净切碎，与鸡蛋一同炒熟，用香油调味后食用。每日服1次。

白内障

白内障是一种以眼睛晶状体浑浊为主要症状的眼科疾病，主要分为先天性和后天性两种。多见于40岁以上人群，以老年性白内障最为常见。中老年人要预防白内障，需要做到充足睡眠、加强用眼卫生，避免强烈的日光照射，保持心情愉快。

【主要症状】

视力障碍、视物模糊、畏光、看物体颜色较暗或呈黄色，甚至复视（双影）等，严重的白内障可致盲。

【饮食原则】

● 多吃富含维生素C的食物。

● 多吃富含锌的食物。我国研究发现，血清锌水平与白内障发病率有关，体内血清锌水平越低，白内障的发病率越高。因而预防白内障应多吃些含锌丰富的食物。

● 减少油炸食物的食用量，因为这些食物会诱发或加重白内障。

特效偏方·验方

消障汤

配方 土白术、当归、茺蔚子、香附、枸杞子、车前子各10克，青葙子12克，柴胡6克，石决明、杭白芍、决明子、夏枯草、生地黄各15克，甘草3克。

做法及用法 将以上所有中药一起加水煎服。

药茶·药酒

五味子酒

配方 五味子60克，低度白酒500毫升。

做法及用法 将五味子洗净晾干，浸泡在酒内，密封，10日后即可饮用。每晚睡前饮用1小盅。

美味药膳

养肝明目粥

配方 黑芝麻20克，羊肝50克，枸杞子30克，粳米100克。

做法及用法 将黑芝麻炒熟，羊肝洗净、切细，与枸杞子、粳米一起熬煮成稠粥即可。

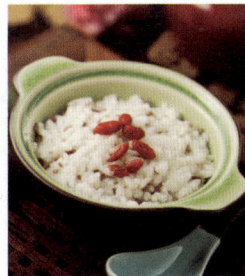

近视

近视是一种眼科屈光不正的疾病，主要分为先天性和后天性两种。中医认为，近视的发生与肝肾不足、气血亏损有关。如果肝气不舒、肝血不足，就会导致眼睛失去滋养，发生近视。最新的研究表明，视力减退还与体内维生素缺乏有关。

【主要症状】

视觉变形、远方的物体模糊不清。

【饮食原则】

● 多吃富含B族维生素和维生素C的食物，可及时清除人体疲劳时产生的代谢物质。

● 常吃鱼类、五谷杂粮、柑橘类水果以及红色果实，对预防视力衰退有很好的效果。

● 眼表水分蒸发快，要注意补充水分。

● 尽量少吃甜食和全脂奶酪，这些食物如果吃得太多，会使近视度数加重。

养生食疗方

鱼肉羹

材料 鳕鱼肉200克，水发海参1条，鸡蛋3个（取蛋清），干贝3粒，葱末、姜末、盐、料酒、香油各适量，水淀粉1大匙。

做法 1 将海参清洗处理干净，放入沸水中氽烫一下，捞出沥干，切成小块；鳕鱼肉去骨、洗净，切块备用。

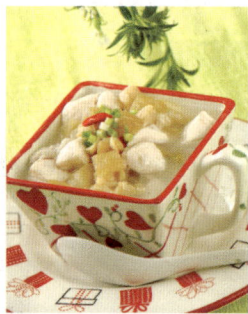

2 将干贝泡软，放入碗中，加入少许葱末、姜末和料酒拌匀，放入蒸锅蒸熟，取出晾凉，撕成细丝；鸡蛋清打至发泡，备用。

3 锅置火上，加入适量清水烧开，先放入海参块、鳕鱼块、干贝丝、姜末以中火煮开，再转小火煮约20分钟，然后用水淀粉勾芡，淋入蛋清，撒入余下葱末，调入盐、香油入味即可出锅装碗。

木瓜墨鱼大枣汤

材料 木瓜500克，墨鱼250克，大枣5颗，生姜4片，盐适量。

做法 1 木瓜去皮、籽，用清水洗净，切块备用；墨鱼洗净，取出墨鱼骨，备用。

2 大枣浸软，去核，洗净备用。

3 将全部材料放入砂煲内，加适量清

水，大火煮沸后，改小火煲2小时，加盐调味即可。

功效 此方明目降火，可预防近视。

奶油鲑鱼南瓜汤

材料 南瓜200克，鲑鱼肉100克，土豆50克，面粉30克，盐、鸡精各半小匙，白糖少许，奶油、料酒各1大匙。

做法 1 将南瓜洗净，去皮及瓤，切成小块，再放入蒸锅蒸熟，取出后装入榨汁机中，加入适量清水，榨成南瓜汁；鲑鱼肉洗净，切成小丁；土豆去皮，洗净、切丁；面粉放入烧热的奶油中炒成金黄色，再添入适量清水烧开，调成面糊备用。

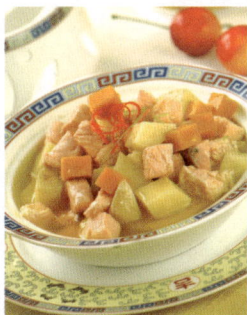

2 另起锅，加入南瓜汁，先下入土豆丁小火煮熟，再放入鲑鱼丁大火烧开，然后加入料酒、盐、鸡精、白糖、面糊煮沸，即可出锅装碗。

药茶·药酒

金银花明目茶

配方 金银花、车前叶、霜桑叶、白芷各9克，白糖适量。

做法及用法 将上述各味中药加水煎制，滤渣取汁，加入白糖，代茶饮。

功效 此茶具有明目的功效。

枸杞子地骨皮酒

配方 枸杞子150克，地骨皮30克，蜂蜜150毫升，白酒1500毫升。

做法及用法 将以上前2味中药置容器中，加入蜂蜜和白酒，密封，浸泡30天后去渣，即成。空腹温服，每日服2次，每次服15毫升。

功效 此方滋补肝肾，清热明目。适用于视疲劳、视物模糊、腰膝酸软等症。

美味药膳

榛子仁枸杞子粥

配方 粳米100克，榛子仁50克，枸杞子35克。

做法及用法 将榛子仁捣碎，与枸杞子同煎取汁，然后加入粳米煮粥，空腹食用。

功效 可缓解视力下降。

枸杞草鱼瘦肉煲

配方 枸杞子20克，草鱼尾1条，猪瘦肉100克，盐、色拉油各适量。

做法及用法 将猪瘦肉洗净，切块；草鱼尾洗净，去鳞，入油锅中煎至两面呈金黄色，捞出备用；将所有材料放入瓦煲，加水，大火煮沸后改用小火煲2小时，加盐调味即可。

功效 滋补肝肾、益精明目。可预防视力下降。

老花眼

老花眼又称"老视"，是人体功能老化的一种现象。其发病的程度与年龄大小有一定的规律，大多数人在40～45岁时会渐渐出现"老花"。原因是眼内"过氧化脂质"堆积过多，所以老花眼是人体健康的第一张"黄牌"，应及时预防。

【主要症状】

近距离阅读模糊，眼睛疲劳、酸胀、多泪、畏光、干涩伴头痛等症状。

【饮食原则】

- 饮食方面，要多摄食富含维生素A和B族维生素的食物。
- 在烹调食物的方法上，可以选择一些清蒸、水煮的方式来处理食物。

养生食疗方

胡萝卜肉丸粥

材料 胡萝卜、肉末各150克，大米100克，胡椒粉少许，盐适量。

做法 将大米淘洗干净，加适量水以大火煮沸，沸后转小火续煮。胡萝卜削皮，洗净，切细丝，加入粥中。肉末加少许胡椒粉和盐搅匀，挤成丸状，待米粒熟软及胡萝卜丝软透再加入粥锅中，以中火煮至丸子熟透，加盐调味即可。

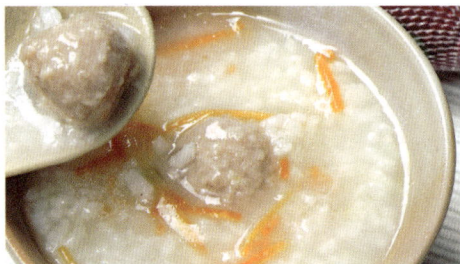

特效偏方·验方

地黄枸杞子饮

配方 生地黄25克，山萸肉、怀山、泽泻、丹皮、茯苓、菟丝子、枸杞子各15克。

做法及用法 以上全部材料用水煎服，代茶饮用即可。

药茶·药酒

白菊花枸杞子茶

配方 白菊花、枸杞子各5克。

做法及用法 用开水冲泡，代茶饮，每日1剂，坚持服用3个月。

功效 此茶具有滋补肝肾、清肝明目的功效。

失音

失音是一种常见病、多发病，多因外感风寒、风热或吸烟过多、大声喊叫等导致喉部肌肉或声带发生病变，从而进一步引起的发音障碍。

【主要症状】

症状为说话时声调变低、声音微弱，严重时发不出声音。

【饮食原则】

● 多食具有清热利咽、养肺润喉作用的食物，比如梨、胖大海、萝卜等。

● 日常多喝温开水，保持咽喉湿润。忌食辛辣、油腻的食物以及烟酒。

养生食疗方

水果沙拉

材料 苹果、雪梨、桃各1个，鲜柠檬半个，西瓜瓤100克，大枣6颗，泡菜盐水250毫升，细明矾末2小匙，盐3大匙，沙拉酱适量。

做法 1 苹果、雪梨、桃去皮和核，切块；西瓜瓤切小块；大枣去核。

2 鲜柠檬切约1厘米厚的薄片，放在凉开水中，加入细明矾末，搅匀，放入做法 1 中的材料浸泡5分钟，以免变色，然后捞出，柠檬片拣去不用。

3 将泡菜盐水、矿泉水和盐放入盆内搅匀，放入全部的水果块及大枣，春冬季泡10分钟，夏秋季泡5分钟，捞出，沥尽盐水。

4 水果块放入碗内，加沙拉酱拌匀。

药茶·药酒

甘草胖大海茶

配方 胖大海5克，甘草3克。

做法及用法 将上述2味中药加600毫升水炖煮，代茶饮。

药蛋·药醋

半夏米醋蛋

配方 生半夏5克，米醋60毫升，鸡蛋2个（取蛋清）。

做法及用法 先将生半夏切成薄片，后用清水漂洗其表面黏液，加500毫升水，用小火煮1小时，去渣取汁，加米醋，待温后，拌入蛋清，含咽即可。

功效 适用于痰火血结及咽部充血水肿引起的音嘶、失音等症。

龋 齿

龋齿是牙齿硬组织中的无机物脱落、有机物分解等造成牙体组织缺损的一种慢性疾病，俗称蛀牙。其发生与细菌、饮食、内分泌、遗传、口腔卫生等多种因素有关。专家提醒，正确刷牙，保持牙齿清洁是预防龋齿的最主要的方法之一。

【主要症状】

临床可见有龋洞，进食时对冷、热、酸、甜等刺激有疼痛感。

【饮食原则】

● 日常膳食中不宜多吃甜食，尤其是黏稠的甜食，如奶糖，因为它在牙齿表面停留的时间特别长，致龋可能性大。

● 对于儿童应多吃一些豆类、豆制品、蔬菜、鱼、虾等钙质丰富的食物，以供给足够的矿物质和维生素，使牙齿得到正常的发育。

简易单方

水煎露蜂房

配方 露蜂房3克。

做法及用法 将露蜂房和半碗清水一起放入砂锅中煎汁，待汁液煎至原来的一半时关火即可。将煎好的汁液含在嘴里一会儿，然后吞下。

功效 此妙方可缓解龋齿引起的牙痛。

特效偏方·验方

阴虚牙痛方

配方 生地黄、熟地黄各30克，元参、金银花各15克，骨碎补9克，细辛3克。

做法及用法 水煎服，每日1剂。

功效 可缓解龋齿等原因引起的牙痛。

美味药膳

鸭蛋牡蛎粥

配方 咸鸭蛋2个，粳米60克，干牡蛎50克。

做法及用法 将咸鸭蛋和粳米一同煮粥，粥熟时捞出咸鸭蛋剥去外壳，切碎后和干牡蛎一起放入粥内，稍煮一会儿即可。

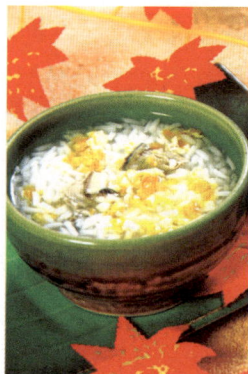

牙龈炎

牙龈炎有多种类型，其中最常见的、发病率最高的为慢性单纯性龈炎，又称不洁性龈炎或边缘性龈炎。通常情况下，慢性单纯性龈炎只侵犯牙龈组织，不侵犯其他牙周组织。多发于儿童和青少年。青春期过后，牙龈炎的患病率随年龄的增长而缓慢下降。

【主要症状】

- 牙龈呈深红或暗红，肿胀、松软，极易出血。
- 牙龈边缘变厚，牙间乳头变为钝圆，与牙面不紧贴。

【饮食原则】

- 忌辛辣刺激性食物以及各种煎炸食物。尽量少吃硬质食物，比如各种各样的坚果。
- 日常多食用一些含维生素比较多的新鲜蔬果。

药茶·药酒

石斛绿茶饮

配方 鲜石斛10克，绿茶4克。

做法及用法 将鲜石斛洗净，切成节，放入茶壶内，加入绿茶，用沸水冲入茶壶内，再在小火旁边炖4～5分钟，每天冲泡1壶饮用。

功效 适用于胃阴不足、肾阴亏损所致的烦热、消渴、口臭、牙龈出血或溃烂等症。

药蛋·药醋

磨盘草醋方

配方 鲜磨盘草根、醋、白糖各适量。

做法及用法 先将鲜磨盘草根洗净切细，浸入醋中1小时，酌情加入白糖少许调味。药料用布包好含在口中，5分钟后吐出，每天1次。

功效 此方解毒祛风，散瘀止血。适用于各种原因的牙龈出血。

美味药膳

绿豆杏仁汤

配方 海带20克，绿豆1大匙，甜杏仁10克，玫瑰花、生姜少许，红糖50克。

做法及用法 将海带、绿豆、甜杏仁洗净浸透，玫瑰花洗干净，生姜切片；锅内加水烧开，放入海带、姜片煮一小会儿，在瓦煲中加入清水烧开，将海带、绿豆、甜杏仁、玫瑰花放入瓦煲中煮30分钟，调入红糖即可。

牙周炎

牙周炎是侵犯牙龈和牙周组织的慢性炎症。它是一种破坏性疾病，也是导致成年人牙齿丧失的主要原因。多因为菌斑、牙石、食物嵌塞、不良修复体、咬创伤等引起。如果不及时治疗，炎症可向深层扩展，最终要拔除牙齿，因此应及时防治。

【主要症状】

● 牙齿出现持续性疼痛，咀嚼时疼痛加重，牙齿松动，牙龈脓肿。

● 逐渐形成牙周袋及袋壁，伴有发热、乏力等。

【饮食原则】

● 补充高蛋白饮食，如鸡、鸭、鱼、豆制品等，以增强机体抵抗力及抗炎能力。

● 供给多种维生素，尤其是维生素C和维生素D。同时，还应注意补充维生素E、B族维生素及叶酸。可以多吃富含木糖醇的口香糖，以抑制突变形菌的生长。

养生食疗方

龙井鱼片汤

材料 净鳜鱼肉200克，蘑菇80克，冬笋片50克，火腿40克，龙井茶少许，盐、胡椒粉、干淀粉、高汤、色拉油各适量。

做法 1 将鳜鱼肉洗净、切片，加入盐、干淀粉、胡椒粉、色拉油搅拌均匀；火腿切丝；蘑菇洗净，切片，备用。

2 锅中加入高汤烧开，先下入蘑菇片、冬笋片煮10分钟，接着下入鳜鱼片、火腿丝煮约2分钟，最后倒入大碗中，用盐调味，备用。

3 将龙井茶放入玻璃杯中，加入沸水冲开，再倒入汤中调匀即可。

特效偏方·验方

怀山骨碎补方

配方 生地黄20克，怀山、骨碎补各15克，山萸肉6克，茯苓、泽泻各10克，丹皮、金银花各12克，丹参30克。

做法及用法 水煎汁。每日1剂，早、晚饭后服用。

药茶·药酒

竹叶茶

配方 淡竹叶10克，苦丁茶6克，甘草3克，冰糖适量。

做法及用法 将前3味加水煎汤，去渣取汁，加冰糖调味。代茶饮，每日1剂。

鼻窦炎

鼻窦炎是鼻窦黏膜发生的炎症，是鼻科的一种常见病、多发病，常在感冒后出现。中医认为，鼻乃清窍，为肺之门户，嗅觉之灵敏全赖清阳充养。鼻窦炎多因气虚不固，外邪侵袭、邪入化热、灼腐生脓、窍隙闭塞而致。因此，清除痰浊脓液是治愈鼻窦炎的关键。

【主要症状】

● 急性化脓性鼻窦炎多继发于急性鼻炎，以鼻塞、多脓涕、头痛为主要特征。

● 慢性化脓性鼻窦炎以多脓涕为主要表现，可伴有轻重不一的鼻塞、头痛及嗅觉障碍。

【饮食原则】

● 多吃新鲜蔬菜和水果，以补充维生素C。

● 日常多食谷类、豆类和坚果类食物，以摄取维生素B，有助于增强机体免疫力。

● 忌吃辛辣刺激易上火的食物。

养生食疗方

胡萝卜鳝鱼姜丝粥

材料 鳝鱼250克，胡萝卜150克，大米100克，姜丝适量，香油1大匙，盐1小匙，味精少许。

做法 1 鳝鱼去头，剖腹去内脏，去骨后洗净，切片；胡萝卜去皮洗净，切成细丝。

2 将大米淘洗干净，下入锅中，加适量清水，大火烧开后加入鳝鱼片、胡萝卜丝和姜丝，然后转用小火慢熬成粥。

3 最后加盐、味精，淋香油即可。

功效 对鼻窦炎有一定的食疗效果。

美味药膳

苏叶白术猪肚粥

配方 白术30克，苏叶10克，猪肚、粳米各100克，生姜2片。

做法及用法 将白术、苏叶熬煮后取汁，猪肚洗净切片，与粳米一同放入药汁中煮粥，最后加生姜即可。

薄荷粳米粥

配方 薄荷5克，粳米50克。

做法及用法 将粳米淘洗干净，与适量水一同放入锅中煮粥。将熟时，放入薄荷再煮沸，有香气散出即可。

功效 用于风热感冒引起的鼻窦炎。

过敏性鼻炎

过敏性鼻炎是鼻腔黏膜的变应性疾病，可引发多种并发症。本病可发生于任何年龄，大多数患者于20岁前出现此症，多由遗传、接触过敏源等引发。专家建议，预防过敏性鼻炎最主要的是避开过敏原，如可使用空气过滤器除去空气中的灰尘花粉、远离宠物等。

【主要症状】

喷嚏、鼻痒、流涕、鼻塞、嗅觉下降、头晕、头痛等。

【饮食原则】

● 饮食宜多样化，可以每天更换品种，同样的食物尽量少吃。

● 饮食以自然为主，尽量不要食用加工类食品。

● 禁烟酒，禁食油炸食品及辛辣食品。

● 避免食用寒性食品。寒性的食物容易使血液循环减弱，使鼻腔内的血流不顺畅，进而引发阻塞，加重鼻炎症状。

养生食疗方

西红柿丝瓜粥

材料 丝瓜500克，西红柿3个，粳米100克，葱花、姜末、盐各适量。

做法 1 将丝瓜洗净，切成小片；西红柿洗净，切成小块。

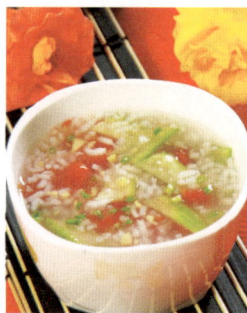

2 粳米淘洗干净，放入锅中，加入适量清水，置火上煮沸，改小火煮至八成熟，放入丝瓜片、葱花、姜末、盐煮至粥熟，放入西红柿块稍煮即可。

炒蕨菜

材料 新鲜蕨菜300克，蒜末、姜末、胡萝卜、色拉油各适量，盐、味精各少许。

做法 1 将新鲜蕨菜去硬梗和腐叶，洗净沥干，切成段。

2 胡萝卜去皮后切丝，入沸水中氽烫片刻。

3 锅中加色拉油，烧至七成热，放入蒜末、姜末爆香，随后放入蕨菜段和胡萝卜丝炒至熟，用盐和味精调味即可。

特效偏方·验方

益气抗敏方

配方 补骨脂、党参、黄芪、白术、当归各10克，山萸肉15克，薏米12克，辛荑花6克，炙甘草44克。

做法及用法 水煎服，每日1剂，5剂为1个疗程。

功效 本方适用于过敏性鼻炎。

白芷苍耳止炎方

配方 苍耳子、白芷、辛荑花、藁本各10克，细辛3克，桂枝、徐长卿各15克，白芍、巴戟天各12克，党参、白术各20克，黄芪30克，炙甘草、制附子各6克，鹿角霜8克，大枣3颗，生姜2片。

做法及用法 将上述所有药材一起加水浸泡30分钟，先用大火煮沸，然后转小火煎煮10～15分钟，待温服。每日1剂，早、晚分服。

药茶·药酒

石榴花茶

配方 石榴花15克，茶叶5克。

做法及用法 将上述2味混合后，用沸水泡1小时左右，可常饮。

功效 本方适用于过敏性鼻炎引起的频繁打喷嚏、鼻痒、鼻酸者。

菊花栀子茶

配方 菊花、栀子花各10克，薄荷、葱白各3克，蜂蜜适量。

做法及用法 将以上材料（蜂蜜除外）一起用开水冲泡，加蜂蜜代茶饮。

药蛋·药醋

醋蒜方

配方 大蒜、米醋各适量。

做法及用法 将大蒜剥皮后倒入米醋（没过蒜瓣为止），将口密封，1个月后即可食用。食用前将醋灌入小口瓶中，放在鼻下熏鼻孔，1次2分钟，同时吃大蒜2～5瓣。

美味药膳

黄花菜通草粥

配方 通草10克，黄花菜150克，大米1大匙，盐适量。

做法及用法 ① 大米淘洗干净；黄花菜去蒂，打结，用清水泡软。

② 在锅中加适量水烧开，放入通草，取汁，去渣。

③ 将大米、黄花菜与做法 ② 中的药汁一同煮粥，熟后加盐调味。

🌿 **养生小讲堂**

奇妙的营养素——维生素C

鼻炎患者通常会伴随有头痛、头晕等症状，因此，及时摄取维生素C有助于减轻脑部的压力，使脑部充满氧气与活力，提升工作效率。

鼻出血

鼻出血也称为"鼻衄"，多因鼻腔病变引起，也可由全身疾病所引起，偶有因鼻腔邻近病变出血经鼻腔流出者。《灵枢·百病始生篇》记载："阳络伤则血外溢，血外溢则衄血。"可见，鼻出血的产生是各种原因引起鼻部阳络损伤的结果。

【主要症状】

● 可间歇反复出血，亦可持续出血。

● 出血量多少不一，轻者仅鼻涕中带血；重者也可能是动脉性大量出血，甚至发生休克。

【饮食原则】

● 忌食辛辣温燥食物，如辣椒、姜、花椒等，容易助长火热，使鼻出血加重。

● 多吃富含维生素的食品，比如绿色蔬菜和新鲜水果，以及豆类、蛋类、乳制品等食物，以巩固血管壁，增强血管的弹性，防止血管破裂出血。

养生食疗方

鸡蛋扒苦瓜

材料 鸡蛋4个，苦瓜1根，葱花、盐、色拉油各适量。

做法 ① 苦瓜洗净，从中间剖开，去籽、白瓤仔细刮净，横切成片，并加部分盐抓拌一会儿，再将苦瓜泡入冷水中20分钟，捞起沥干。

② 将鸡蛋打入碗中，加入葱花、剩余盐搅匀，再加入苦瓜搅拌。确保苦瓜片与鸡蛋汁充分混合。

③ 锅烧热，下色拉油，倒入搅拌好的苦瓜蛋汁，摊成蛋饼，改小火慢慢煎，待苦瓜熟透，鸡蛋稍老即可。

药蛋·药醋

韭菜根鸡蛋方

配方 韭菜根120克，白糖30克，鸡蛋1个。

做法及用法 将以上所有材料加水同煮至蛋熟，去渣去壳食用。每日1次。

美味药膳

旱莲草猪肝汤

配方 猪肝250克，旱莲草60克。

做法及用法 将猪肝洗净，切成小块，与旱莲草一起加水同煎汤饮服。每日1剂，连服数剂。

酒糟鼻

酒糟鼻又名玫瑰痤疮、酒渣鼻和赤鼻，是发于鼻部的一种慢性炎症性皮肤病，常并发脂溢性皮炎。多发生在中年人身上，其中男性患者较多。大多数学者认为毛囊虫感染是发病的重要因素。另外，嗜酒、食用辛辣食物、高温及寒冷刺激等因素也可促发本病。

【主要症状】

通常表现为外鼻皮肤发红，但以鼻尖最为显著，多呈对称分布，见于鼻部、两颊、眉间、颏部、鼻尖及鼻翼部位。

【饮食原则】

● 食用清淡易消化的食物，少吃油腻食物，以减少皮脂的分泌。

● 忌吃辛辣刺激性食物，忌烟酒。

● 多吃富含维生素的新鲜蔬菜和水果。

养生食疗方

醋溜茭白

材料 茭白500克，白糖、酱油、花椒、香油、水淀粉、米醋、色拉油各适量。

做法 首先将茭白洗净切成旋刀块，起油锅投入花椒炸香后捞出，投入茭白块略炒，放入白糖、米醋、酱油煮沸，用水淀粉勾芡，淋上香油即成。

功效 清热除烦，适用于风热目赤、酒糟鼻等。

鸡肉炒茭白

材料 鸡肉丝200克，茭白200克，葱末、姜末、蒜末、盐、鸡精、干淀粉、味精、料酒、色拉油各适量。

做法 1 茭白去皮，切丝，备用；鸡肉丝用盐、味精、料酒、干淀粉拌匀，和茭白丝一起入三成热的油锅中滑油。

2 锅内留少许底油，放入葱末、姜末、蒜末炒香，调入盐、鸡精、料酒，再放鸡肉丝和茭白丝一同炒匀即可。

特效偏方·验方

七叶饮

配方 枇杷叶10克，侧柏叶12克，荷叶、桑叶、人参叶、竹叶各6克，大青叶15克。

做法及用法 将以上所有中药用水煎服，每日1剂。

口腔溃疡

口腔溃疡又称口疮，是口腔黏膜疾病中常见的溃疡性损害疾病。中医认为，口腔溃疡大多因为心脾积热、阴虚火旺引起。另外，贫血、偏食、消化不良、腹泻、睡眠不足、过度疲劳、精神紧张、月经不调等也会造成人体免疫力下降，导致口腔溃疡频繁发作。

【主要症状】

可单发也可多发于口腔黏膜的任何部位，呈现淡黄色的斑点，四周边缘呈现红色，有剧烈的烧灼样疼痛，遇到冷、热、酸、咸等刺激症状加重，而且有周期性复发的特点。

【饮食原则】

● 忌多食一些刺激性的水果和蔬菜，如柑橘类，含酸很多，更容易刺痛溃疡伤口。

● 辛辣的食物也会增加疼痛。一些坚果，如核桃等能引发过敏，进而导致溃疡加重。

● 应避免食用咖啡、含香料食品及其他可能刺激口腔的食物。

● 如果溃疡反复发作均是由食物过敏引起的，则应避免食用那些易引起过敏反应的食物。

养生食疗方

苦瓜酿虾仁

材料 苦瓜750克，虾仁500克，面粉、水淀粉、色拉油各适量，鸡蛋1个，蒜瓣少许，味精半小匙，盐、蒜汁、香油各1小匙。

做法 ① 苦瓜切段去瓤，用水煮去苦味后沥干水。虾仁放入碗中，加鸡蛋、面粉、水淀粉、盐调匀，塞入苦瓜段，用水淀粉封两端。

② 色拉油烧至六成热，放蒜瓣炸一下捞出，苦瓜段入锅，待苦瓜表面炸至变色后捞出，放入碗内，洒上蒜汁入笼蒸熟。

③ 另起锅，入油烧至七成热，将蒸苦瓜的原汁倒入锅中烧开，加味精、水淀粉勾芡，苦瓜翻扣盘中浇汁，淋香油即可。

红茶粥

材料 红茶包1袋，大米1杯。

做法 将大米淘洗干净，加适量水以大火煮开，煮开后转小火慢煮至米粒熟软。将红茶袋置入粥锅中稍煮，即刻将茶袋取出，趁热进食。

扁桃体炎

扁桃体炎一般是指腭扁桃体的非特异性炎症，可分为急性和慢性两种类型。中医认为扁桃体炎与体质虚弱、脏腑亏虚有关，主要是肺、肾阴虚，治疗上也多用滋补肺肾、利咽生津的方法。

【主要症状】

- 急性扁桃体炎起病急，以咽痛为主要症状，伴有畏寒、发热、头痛等症状。
- 慢性扁桃体炎主要表现为咽部干燥，有堵塞感，分泌物黏，不易咳出，口臭等。

【饮食原则】

- 饮食宜清淡，宜吃含水分多又易吸收的食物，如稀米汤、蔬果汤、绿豆汤等。
- 忌烟酒，忌吃辛辣煎炸等刺激性食物，忌饮生冷冰冻食物。

养生食疗方

苹果鲜蔬汤

材料 苹果、甜玉米粒、西红柿、圆白菜、胡萝卜各50克，鲜香菇3朵，西芹、橄榄油各少许，姜、盐各适量。

做法 ❶ 苹果去核，胡萝卜去皮，均切厚块；姜及西红柿洗净，均切小块；圆白菜剥开叶片，洗净；西芹去老皮，与鲜香菇均洗净，切小片。

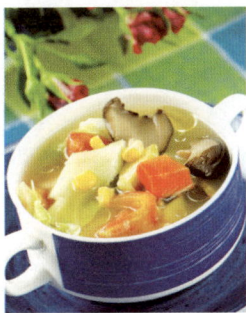

❷ 锅中倒入橄榄油，下胡萝卜块、鲜香菇片炒香，再倒入1000毫升水煮开，加入其余材料煮至胡萝卜块熟软即可。

特效偏方·验方

蒲苇汤

配方 蒲公英、苇茎、薏米、冬瓜子、玄参、紫花地丁各30克，生石膏60克，桃仁12克，甘草10克。

做法及用法 将上述所有中药一起加水煎汁。每日1剂，分2次服用。

药蛋·药醋

白糖香油鸡蛋方

配方 白糖15克，鸡蛋1~2个，香油适量。

做法及用法 将鸡蛋打入碗中，与白糖、香油一同调匀，空腹食用。

功效 适用于急性扁桃体炎。

慢性咽炎

慢性咽炎是由细菌引起的一种疾病，主要是由于急性咽炎治疗不彻底而反复发作，最终转化为慢性咽炎，或是由于各种鼻病以及物理、化学因素和颈部放射治疗等因素经常刺激咽部所致。

【主要症状】

喉头有异物感、喉咙痛、咽喉红肿、喉咙干、咽痒咳嗽，严重时还会导致声音嘶哑。

【饮食原则】

● 营养充足，合理膳食，保证优质蛋白、维生素、矿物质的摄入。

● 宜多饮白开水，饮食以清淡、易消化为原则，但不要太烫。

● 忌食油腻、黏滞、煎炸、刺激性食物。

养生食疗方

清蒸三素

材料 鲜香菇150克，胡萝卜、大白菜各100克，盐1小匙，味精、色拉油各少许。

做法 ① 胡萝卜去皮，洗净，切丝煮熟；鲜香菇去蒂，洗净后留一片，其余去蒂切丝；大白菜切丝，均用开水烫软。

② 碗内抹少许油，碗底中间先放一片香菇，再依序排入胡萝卜丝、大白菜丝、香菇丝，均匀撒上盐，放入蒸锅中，蒸10分钟，加味精，将蒸碗扣入盘中即可。

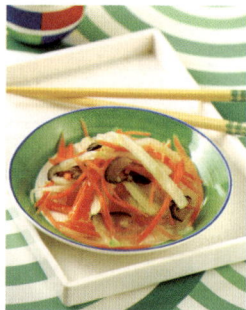

冬瓜萝卜片

材料 嫩冬瓜150克，胡萝卜10克，盐1小匙，蒜末、白糖各适量。

做法 ① 将嫩冬瓜洗净，去皮；胡萝卜洗净，去皮，切薄片。

② 锅内烧水，待水开时，投入冬瓜片、胡萝卜片，氽烫至刚熟，捞起用凉水冲透，摆入碟内。在碗内加入冷开水、蒜末，调入盐、白糖调匀，淋到冬瓜片、胡萝卜片上即可。

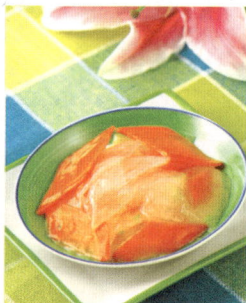

药茶·药酒

黄花石斛麦门冬茶

配方 黄花菜30克，石斛20克，麦门冬15克。

做法及用法 将上述3味中药一起用开水冲泡，代茶饮用，每日1剂。

功效 主治慢性咽炎，对癌症化疗后引起的口干咽燥和胃肠不适也有效果。

银麦茶

配方 金银花、麦门冬各9克，生甘草、桔梗各6克。

做法及用法 将上述4味中药一起用白开水冲泡，代茶饮用。

功效 此方适用于咽喉疼痛、干燥口渴等症。

药蛋·药醋

蜂蜜醋

配方 蜂蜜2大匙，醋（苹果醋等纯酿造醋）20～50毫升。

做法及用法 把醋倒入杯中，加入蜂蜜，充分搅拌，再加入150毫升冰镇过的水进行充分搅拌即可。直接饮用，当天服完。

功效 蜂蜜有清热解毒、润燥的作用。此方适用于因性急火盛引起的功能性慢性咽炎、喉痛。

膏滋·丸剂

桔梗醋蛋膏

配方 米醋30毫升，金银花5克，桔梗2克，鸡蛋1个。

做法及用法 米醋加水100毫升煮沸后加入金银花、桔梗，一同煎煮3～4分钟，滤出药液；将鸡蛋打一小孔，倒出蛋清，放入醋药汁内搅匀，再置于火上熬成膏状。用时可用竹筷挑一小块膏放入口中含化，每隔30分钟左右含1块。

美味药膳

糖水百合

配方 生百合100克，白糖适量。

做法及用法 先将百合洗净，加水用小火煎熬，待熟烂后加入白糖，稍煮即可服用。每日1剂，分2次服用。

功效 适用于内热较重、咽干咳嗽、虚烦失眠、心悸不宁等。

生地黄水蟹汤

配方 水蟹3只（约250克），生地黄150克，蜜枣2颗，生姜80克，盐适量。

做法及用法 将生地黄、水蟹分别洗净。把全部用料放入锅内，加适量清水，大火煮沸后，小火煲2小时，加盐调味即可。

梅尼埃病

梅尼埃病曾称美尼尔氏综合征，即膜迷路积水，是由于内耳迷路发生积水的一种耳部疾病，常见于中年人。初期多为单侧，随着病情的发展，9%～14%的患者可发展为双侧。中医认为该病是因为肝肾不足、肝阳上亢和痰火痰饮等所致，应辨证论治。

【主要症状】

眩晕、耳鸣、耳聋、头内胀痛。

【饮食原则】

- 日常饮食宜清淡低盐，多食蛋类、瘦肉、青菜及水果。
- 忌食辛辣刺激性食物以及油炸物等，同时要避免含有咖啡因的食品或饮料。忌烟酒。

养生食疗方

水果聚会

材料 圣女果750克，草莓、橘子各100克，苹果50克，香蕉40克，无花果25克，白醋、橙汁、柠檬汁、冰糖、干酪各适量。

做法 1 将草莓、圣女果用清水洗净，切成两半，摆放在盘边；将无花果、苹果、橘子、香蕉均去皮，切成滚刀块，摆放在盘子中间；干酪切成细丝，备用。

2 净锅上火，加入白醋、橙汁、冰糖、柠檬汁各适量，小火熬30分钟，起锅浇在盘中水果上。

3 最后撒上切成细丝的干酪即可。

功效 对耳鸣有很好的食疗效果。

特效偏方·验方

竹茹半夏温胆汤

配方 姜竹茹、姜半夏、陈皮、云苓、炙甘草各9克，枳实4.5克，葛根、丹参各20克，钩藤、生磁石各15克。

做法及用法 水煎服，每日1剂。

美味药膳

钩藤地黄止眩汤

配方 钩藤、生地黄各25克，竹茹5克，菊花、法半夏、茯苓、白术各10克，淮牛膝15克，车前子、珍珠母各30克，夏枯草、枸杞各12克。

做法及用法 水煎服，每日1剂。

耳鸣

耳鸣是耳内产生声音鸣响的感觉，实际上周围环境中并无相应的声音，也就是说耳鸣只是一种主观感觉，因此耳鸣常常被看做是耳聋的先兆之一。通常情况下，老年人发病概率比年轻人高。如果是短暂性耳鸣，一般是生理现象，不必过分紧张；如果是持续性耳鸣，则应提高警惕，尽早就医。

【主要症状】

● 耳内有蝉鸣声、嗡嗡声、嘶嘶声、嗞嗞声等单调或混杂的响声。

● 严重者可伴有耳聋、眩晕、头痛等其他症状。

【饮食原则】

● 少吃各种动物内脏、肥肉、蛋黄、鱼子、油炸食物等含脂类高的食物。

● 多吃含铁丰富的食物，如紫菜、黑芝麻、海蜇皮、虾皮、黑木耳、苋菜等，可有效预防和延缓老年人耳鸣、耳聋的发生。

养生食疗方

金蒜苋菜汤

材料 蒜20克，苋菜450克，枸杞子、鸡精、色拉油各适量，盐1小匙。

做法 ① 苋菜洗净，切成小段；蒜去皮，洗净，备用。

② 锅中倒入色拉油烧热，放入蒜瓣，以小火煎至变黄。

③ 在煎蒜的锅中加入1000毫升清水，煮开后加苋菜段，待汤再次煮沸时撒枸杞子，加盐、鸡精调味即可。

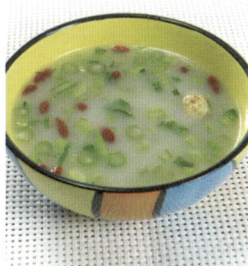

特效偏方·验方

枸杞子银杏饮

配方 枸杞子40克，银杏15克。

做法及用法 将枸杞子与银杏加适量清水，一起煎煮即可。直接服用，每日2次。

功效 此方补气益精，适用于肾阴虚型耳鸣患者。

药茶·药酒

银杏叶茶

配方 银杏叶适量。

做法及用法 用沸水冲泡银杏叶即可。代茶饮。

中耳炎

中耳炎俗称"烂耳朵"，由于中耳和咽喉后部有一根细小的耳咽管，可以排出液体，调节耳内压力，但感冒及其他呼吸道感染也可以导致病毒进入耳咽管内，引发感染，从而引起中耳炎。

【主要症状】

耳内疼痛、发热、恶寒、口苦；小便红或黄、大便秘结；听力减退。

【饮食原则】

● 以清淡饮食为主。补充适量的胡萝卜素和维生素C；以帮助抵抗病毒感染。

● 忌食辛辣刺激及发热食物。

养生食疗方

冬瓜蘑菇汤

材料 冬瓜500克，红小豆30克，蘑菇、葱少许，盐1小匙，味精半小匙。

做法 ❶ 将冬瓜洗净切块；蘑菇切片；红小豆洗净浸透；葱切花。

❷ 取瓦煲一个，加入适量清水煮开，放入冬瓜块、蘑菇片、红小豆用小火煲1.5小时。

❸ 调入盐、味精，撒入葱花即可。

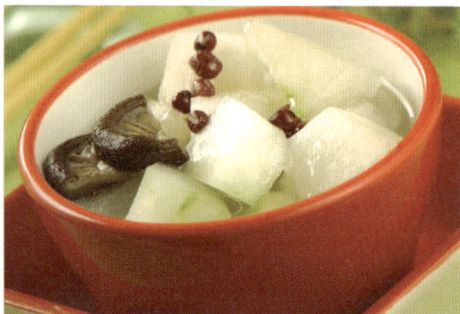

特效偏方·验方

忍冬藤甘草饮

配方 忍冬藤30克，生甘草10克。

做法及用法 将上述2味中药加水煎制即可。每日1剂，连服3～4日。

养生小讲堂

巧用自制滴耳液

取冰片粉2克，鸡蛋黄3个。将蛋黄放入铁锅中，以小火煎熬令蛋黄出油，用此油与冰片粉和匀。外用，拭干耳内脓水，滴入冰片蛋黄油，每日3～4次。可清热、消肿止痛、生肌。适用于耳底或耳内流脓、黄水疮、耳道疖肿未溃、慢性溃疡、烫伤等。

第 六 章

皮肤科疾病对症食疗

饮食与皮肤科疾病有较密切的关系。适当的饮食，能增加营养，有利于病情的改善；不适当的饮食则有可能使病情加重。

神经性皮炎

神经性皮炎又称慢性单纯性苔藓，是一种以阵发性皮肤瘙痒和皮肤苔藓化为特征的慢性皮肤病，也是一种常见的多发性皮肤病。皮炎往往从某一局部开始，随病情加重可扩散至周边甚至全身各处。因此，在疾病出现的早期切不可马虎大意，要采取积极的措施尽早遏制住病情，避免扩散。

【主要症状】

皮肤呈淡红或淡褐色，容易出现三角形或多角形的丘疹，皮肤对称性出现粗糙肥厚、剧烈瘙痒等症状。

【饮食原则】

● 宜多食富含锰的食物，锰元素参与机体的代谢，能减少有毒物质对皮肤的损害。

● 避免食用可能致敏的食物；含光敏性物质较多的食物，会提高皮肤对紫外线的敏感性，应该少吃。

养生食疗方

藕片汤

配方 藕片30克，香菜叶、盐适量。

做法 将藕片洗净，锅内加适量的清水及盐熬煮，最后加香菜叶即可。

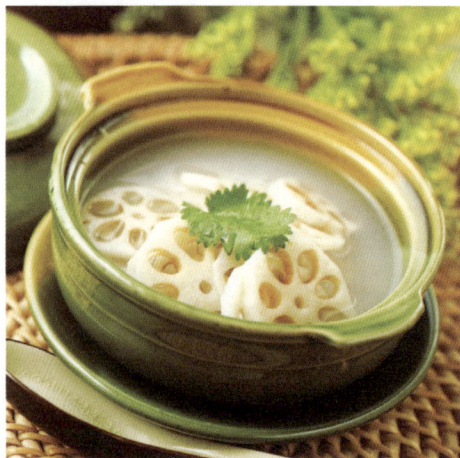

药茶·药酒

蹄甲酒

配方 新鲜猪蹄甲、黄酒适量。

做法及用法 将新鲜猪蹄甲焙干，研为细末，每次取15～30克，以黄酒60～90毫升冲服，服后盖被至病灶发汗。每周1～2次，10次为1个疗程。

药蛋·药醋

苦参醋方

配方 苦参200克，陈醋500毫升。

做法及用法 将苦参洗净后放入陈醋内浸泡5天即可。用棉签蘸药液涂于患处，每日早、晚各涂1次。

粉刺

粉刺也称为青春痘。如果皮肤所分泌的皮脂过多，就会导致毛孔堵塞，从而产生粉刺。此病多在青春期发病，女性发病常较男性多，损害主要发生于面部，尤其是前额、双颊部、额部，其次是胸部、背部及肩部。引起皮脂分泌过多的因素很多，如精神压力、遗传因素等。

【主要症状】

初起为粉刺，有白头粉刺与黑头粉刺，愈后可能会遗有萎缩或增生性瘢痕。

【饮食原则】

● 多饮水。多吃新鲜、凉性的蔬菜。

● 多食富含膳食纤维的食物，以增强胃肠蠕动。忌辛辣、煎炸、甜腻、鱼腥等食物。

● 禁忌烟酒。酒生湿热、烟助肺热，肺胃热盛同样可造成或加重症状。

药茶·药酒

枇杷桑竹茶

配方 枇杷叶、桑叶各15克，竹叶10克。

做法及用法 将以上3味加水煎汤，去渣取汁。代茶饮，每日2次。

美味药膳

黑豆益母草粥

配方 益母草50克，黑豆100克，粳米150克，苏木、桃仁各9克，红糖少许。

做法及用法 黑豆加水煮熟；将苏木、益母草、桃仁切碎加水共煎30分钟后去渣取汁；将药汁和黑豆放入粳米中加入适量清水煮成粥，粥熟时加入红糖调味即可。隔日服1剂，分为早、中、晚3次服用。

功效 此粥适用于瘀血型粉刺患者。

养生小讲堂

菠萝金银花祛痘面膜

取菠萝50克，通心粉、金银花各半大匙。将菠萝去皮、洗净、切成小块，放入榨汁机中榨成汁，倒入面膜碗中；将通心粉、金银花研成粉末，加入菠萝汁中，搅拌均匀。洗净脸后，将调好的面膜均匀地敷在脸部及颈部的肌肤上，避开眼、唇部肌肤，10~15分钟后，用温水洗净即可。

癣

癣是由真菌引起的一种传染性皮肤病，根据其发病的部位可以分为头癣、股癣、体癣、手足癣、指甲癣等。常在夏秋季节发作，冬季消退。虽然癣不是一种严重的疾病，但由于其发作时会对学习或工作造成一定的影响，甚至会给他人带来困扰，因此应加以重视，提前预防。

【主要症状】

临床一般呈圆形或多环形斑疹，自觉瘙痒。但有许多其他皮肤病如湿疹、银屑病等也可出现类似表现，容易误诊，应注意区别。

【饮食原则】

- 宜多吃各种富含维生素B_1的食物，以及高蛋白食品，如蛋类、乳类、豆制品等。
- 忌吃盐和过多的糖类。

养生食疗方

绿豆藕合

材料 藕4节，绿豆末200克，胡萝卜125克，白糖适量。

做法 胡萝卜洗净切丁，研磨成泥，加入绿豆末、白糖搅拌均匀做成馅。藕去皮，洗净，从一端切开作盖，藕洞中塞满胡萝卜绿豆馅，置蒸笼中隔水蒸熟，食用时切片即可。

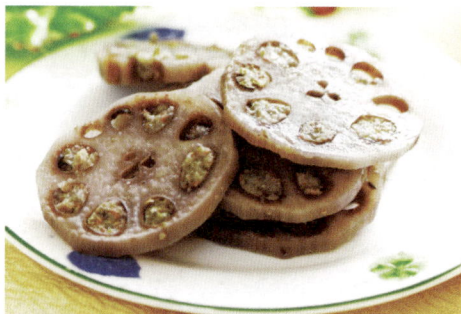

特效偏方·验方

车前子蚕沙方

配方 车前子15克（布包），薏米30克，蚕沙9克（布包），白糖适量。

做法及用法 将车前子与蚕沙加500毫升清水，煎至200毫升时加入薏米煮成粥，用白糖调服。每日1次，连服8～10次。

药茶·药酒

蒲公英茶

配方 鲜蒲公英30克（或干品10克）。

做法及用法 煎汤代茶饮。

功效 适用于水疱、脱屑、瘙痒等皮肤病患者。

皮肤过敏

皮肤过敏简单地说就是皮肤对某种物质过敏。皮肤过敏多半是因为接触过敏原所致。在我们的生活环境中，过敏原很多，如被污染的空气和水源，植物的花粉，甚至进食一些含有过敏成分的食物也会导致皮肤过敏。

【主要症状】

皮肤红肿、瘙痒，甚至出现疱疹、脓包等症状。

【饮食原则】

- 饮食要均衡，注意摄入包括大量含丰富维生素C的瓜果蔬菜和含B族维生素的食物。
- 少食用油腻、甜食及刺激性食物，因为某些食物也可能是致敏原。
- 可以多吃一些具有抗过敏功能的食物，以加强皮肤的抗过敏能力。

养生食疗方

马齿苋红小豆粳米粥

材料 马齿苋30克，红小豆2大匙，粳米半杯。

做法 ① 将马齿苋择洗干净，入沸水中汆烫后晾干；粳米淘洗干净备用。

② 红小豆洗净，放入砂锅中，加入适量清水，以大火煮沸，再改用小火煮30分钟，待红小豆熟烂，加入粳米，根据需要可添加适量温开水，继续用小火煮至红小豆、粳米熟烂，然后加入马齿苋，拌匀，再煮沸即可食用。

功效 清热解毒，散血消肿。

金针豆芽羹

材料 金针菇150克，绿豆芽50克，盐2小匙，水淀粉1大匙，味精少许。

做法 ① 将金针菇洗净，去根，汆烫后切碎；绿豆芽择洗干净，汆烫后切碎备用。

② 锅置火上，倒入适量清水烧开，再放入金针菇碎和绿豆芽碎烧开，加入盐、味精，用水淀粉勾芡即可。

功效 清热消肿，适用于皮肤过敏。

药茶·药酒

浓绿茶

配方 绿茶适量。

做法及用法 用热水冲泡茶即可。当皮肤过敏症状即将发作之际，赶紧泡1杯热浓的绿茶，饮后休息30分钟，再同样泡饮1杯。

疣

疣是由乳头瘤病毒引起的一种皮肤表面赘生物，病毒存在于棘层细胞中，可促使细胞增生，形成疣状损害。多见于儿童及青年，潜伏期为1～3个月，能自身直接扩散。常见的疣有寻常疣、扁平疣、传染性软疣、尖锐湿疣等。

【主要症状】

皮肤上出现黄褐色的小疙瘩，表面干燥而粗糙，不痛也不痒，多长在面部、头部或手背等处。

【饮食原则】

- 饮食均衡、清淡，少吃动物油和肥肉。
- 多吃主食、蔬菜和水果。
- 忌吃烧烤和腌制食品。忌吃海鲜。
- 忌饮酒。

养生食疗方

苦瓜炒黑木耳

材料 苦瓜200克，水发黑木耳50克，水淀粉2小匙，盐、醋、白糖、色拉油各适量。

做法 1 苦瓜纵向一切两半，去籽，再斜切片，汆烫；水发黑木耳入沸水汆烫，备用。

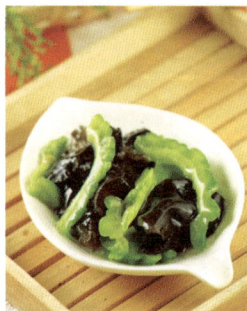

2 锅内放油烧热，放入苦瓜片、水发黑木耳，加盐、醋、白糖翻炒熟，最后用水淀粉勾薄芡即可。

药蛋·药醋

治疣醋蛋方

配方 鸡蛋6个，食醋60毫升。

做法及用法 将鲜鸡蛋煮熟，剥去蛋壳，每个蛋用竹筷刺若干个小孔，再切成4等份，装入杯中，加入食醋，拌匀，加盖放置6小时即可。每日服用醋蛋2个，喝醋2匙，连服2～3周。

鲜姜陈醋外敷方

配方 鲜姜50克，陈醋适量。

做法及用法 将鲜姜用陈醋泡1天，用泡过的鲜姜每2小时涂搽患处1次，连用数日即可。

带状疱疹

带状疱疹是由水痘带状疱疹病毒引起的急性炎症性皮肤病，中医称为"缠腰火丹"。带状疱疹属于寒湿邪气被真阳驱赶外泛于皮肤的表现，因此可用食疗使寒湿邪气排出。一般情况下，带状疱疹患者一般可获得对该病毒的终生免疫。

【主要症状】

皮疹初起皮肤发红，随后有成群的绿豆大小丘疹，1～2天后迅速演变成为水疱，沿神经排列呈带状，伴有明显神经痛。

【饮食原则】

● 忌食海鲜等发物，以避免水疱破裂。

● 忌吃油腻辛辣食物。

特效偏方·验方

柴胡银花方

配方 柴胡、连翘、栀子、车前子、黄芩、龙胆草、泽泻、生甘草各10克，夏枯草、金银花、板蓝根各30克。

做法及用法 水煎，分2次服用，每日1剂。

功效 对带状疱疹可起到缓解作用。

甘草地榆方

配方 滑石粉100克，甘草15克，黄柏、地榆各30克，香油适量。

做法及用法 将以上中药焙干研细末，加入香油调匀，搽于患处，每日换药1次。

功效 清热解毒、消肿敛疮。

美味药膳

杞菊排骨汤

配方 排骨200克，枸杞子25克，杭白菊10克，葱段、姜片、盐各适量，味精少许。

做法及用法 将排骨用清水洗净，切成大小均匀的块，放入沸水中汆烫去血水，再捞出冲净沥干。锅置火上，倒入适量清水，把处理好的排骨块、葱段、姜片，放入锅中，大火煮沸后，改小火慢煮，30分钟后放入枸杞子、杭白菊、盐、味精即可。

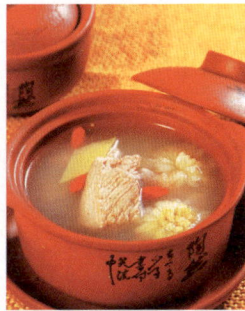

荨麻疹

荨麻疹俗称风疹块，是一种常见的过敏性皮肤病。诱发因素很多，植物性的如花粉、荨麻，动物性的如羽毛、鱼、虾，化学性的如中药，物理性的如寒冷、光、热，感染性的如寄生虫等，均可作用于机体而诱发本病。因此，应提前做好避免过敏的工作。

【主要症状】

常有恶心、呕吐、腹痛、腹泻、咽部发紧、声哑、胸闷、呼吸困难等症状，临床表现为大小不等的局限性风疹块，骤然发生，迅速消退，瘙痒剧烈，消退后不留任何痕迹。

【饮食原则】

● 应食清热、凉血、解毒的食物。

● 多食含维生素C的水果和蔬菜，以保持大便通畅，减少毒素经肠道再吸收。

● 忌食辛辣刺激、油腻、生冷和海腥食物。

● 慢性荨麻疹患者应进行食物的排除试验，一旦确定某种食物为诱发因素，应避免摄食。

养生食疗方

黑木耳炒荸荠

材料 黑木耳3朵，荸荠6个，丝瓜1根，葱、色拉油各少许，盐适量。

做法 1 黑木耳用清水泡发，去掉根部和杂质，撕成小朵；荸荠去皮洗净，切成片；丝瓜去皮、去瓤，洗净、切成片；葱切花。

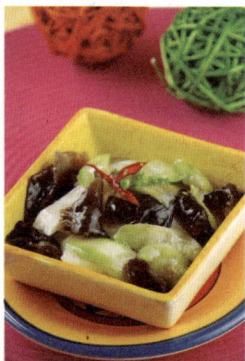

2 锅内放色拉油，烧热后下葱花爆香。

3 下丝瓜片翻炒，再放入荸荠片和黑木耳炒匀，加盐调味即可出锅。

香蕉粳米粥

材料 香蕉2根，粳米100克，冰糖适量。

做法 1 将香蕉剥去外皮，撕掉筋，切成丁；粳米淘净。

2 锅中放入清水、粳米，先用大火煮沸后再用小火熬煮。

3 待粥将成时，加入香蕉丁、冰糖略煮即可。

特效偏方·验方

益气消白汤

配方 党参12克，茯苓、丹参、黄芪、白蒺藜、何首乌各20克，砂仁6克，白扁豆、红花、当归、防风、白术、怀山各10克。

做法及用法 将以上所有中药用水煎服，每日1剂，早晚分服。

功效 清热降火，适用于荨麻疹。

药茶·药酒

石楠肤子酒

配方 石楠叶、地肤子、当归各50克，独活60克，白酒适量。

做法及用法 将以上前4味共研为粗末，每次取药末5～6克，加入白酒15毫升，多次煎沸，候温，空腹连末一同饮下，每日服3次。

功效 解毒透疹。适用于荨麻疹和过敏性皮疹等。

浮萍酒

配方 鲜浮萍60克，白酒500毫升。

做法及用法 将鲜浮萍洗净捣碎，入布袋，置容器中，加入白酒，密封，浸泡5天后去渣即成。外用，经常涂擦患处。

功效 解毒透疹，止痒。适用于荨麻疹和过敏性皮疹等。

药蛋·药醋

木瓜生姜醋方

配方 木瓜块60克，醋100毫升，生姜9克。

做法及用法 先将所有材料一起入砂锅煎煮，待醋干时去木瓜、生姜即成。每日服1剂，分早晚2次服完，连服7～10剂。

功效 疏风散寒，去湿止痒。适用于风湿外袭型荨麻疹，症见皮疹，色淡红或白，遇冷或风吹后加重，得暖则轻，自觉畏寒恶风，口淡不渴，舌苔白薄，脉浮缓者。

美味药膳

芝麻黑豆粥

配方 黑芝麻、大枣各9克，黑豆30克。

做法及用法 将上述所有材料一起加水熬粥。粥熟后趁热服食，每天1剂，常服食。

功效 具有消肿下气，活血利水，祛风解毒的作用。

北芪白术大枣汤

配方 白术15克，防风9克，北芪、浮小麦各18克，大枣20克。

做法及用法 将以上所有材料一起加水煎。吃大枣、浮小麦，喝汤，每日1剂，连服5～6剂。

湿疹

湿疹是由多种内外因素所致的一种常见的过敏性皮肤病，分为急性湿疹、亚急性湿疹和慢性湿疹三种。其中，急性、亚急性湿疹的自然病程为2～3周，之后通常会转为慢性，且易复发。因此，应找出病因，积极治疗。

【主要症状】

皮肤发红、水肿、丘疹、水疱、糜烂、渗液、结痂和脱屑、奇痒无比。

【饮食原则】

● 避免过多食用具有特殊气味的食物，以免出现过敏。

● 可以多食清热利湿的食物，如冬瓜、黄瓜、莴笋等。

养生食疗方

芹菜炒萝卜

材料 白萝卜、胡萝卜各150克，芹菜100克，葱花、盐、色拉油各适量。

做法 1 将白萝卜、胡萝卜、芹菜分别洗净、切丝。

2 将切好的白萝卜丝、胡萝卜丝、芹菜丝分别用沸水汆烫后，用凉水过凉，沥干水分，备用。

3 炒锅加色拉油烧至四成热，下三丝用大火翻炒，加盐调味，撒葱花即可。

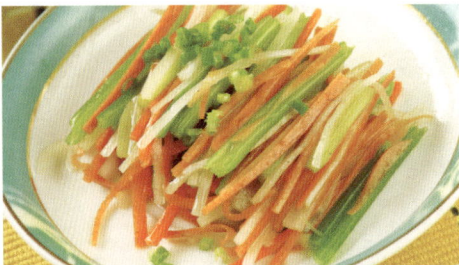

特效偏方·验方

桑葚百合止痒方

配方 桑葚、百合各30克，大枣10颗，橄榄9克。

做法及用法 将上述4味材料一起加水煎服。每日1剂，宜连续服用10～15天。

药茶·药酒

丝瓜子酒

配方 丝瓜子30克，白酒200毫升。

做法及用法 将丝瓜子置容器中，加入白酒，煎煮成100毫升，去渣即成。临睡顿服，出汗即愈。

功效 清泻肝经湿热。适用于阴囊湿疹症见瘙痒难忍。

白癜风

白癜风是一种常见的色素脱失性皮肤黏膜疾病，一般肤色较深的人发病率较高。一般认为该病与遗传、自身免疫、神经因素有关。白癜风对人体的健康一般无直接威胁，但可能导致心理压力、社会交往困难等问题。

【主要症状】

局部皮肤色素消失呈白色，界限清楚，通常边沿可有色素沉淀，分布对称或不规则。

【饮食原则】

多食用一些补益气血、补益肝肾的食物；适当补充B族维生素、维生素E、叶酸、钙、硒及抗氧化剂。

养生食疗方

家常紫菜汤

材料 紫菜20克，海米15克，鸡蛋1个，葱花、盐、香油、味精各少许。

做法 ❶ 将紫菜、海米放入碗中，加清水泡好；鸡蛋打成蛋液。

❷ 油锅烧热，放入葱花爆香，再倒入适量水烧开，加入盐，均匀淋入鸡蛋液搅散，当形成蛋花浮起后，加香油、味精调味，再放入泡好的紫菜和海米煮熟即可。

特效偏方·验方

蝉蜕双黑方

配方 黑豆、黑芝麻各20克，蝉蜕10克，蜂蜜适量。

做法及用法 将所有材料（蜂蜜除外）共炒熟，研成细末，用蜂蜜调匀服下。每天1剂，连续服用。

美味药膳

怀山炖鳗鱼

配方 鳗鱼1条，怀山15克，盐适量。

做法及用法 将鳗鱼去内脏，洗净切段，和怀山一起加水炖，熟后放入盐调味即可食用。可长期食用。

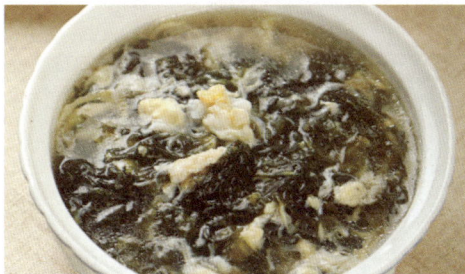

痱子

痱子是夏天最多见的皮肤急性炎症，又称"热痱"或"红色粟粒疹"。主要在高温闷热环境下，由于出汗过多，汗液蒸发不畅，从而导致汗管堵塞、汗管破裂，汗液外渗入周围组织而引起。多见于排汗调节功能较差的儿童及长期卧床的患者。

【主要症状】

- 皮肤表面出现凸起的小丘疹、小水疱。
- 皮肤剧痒、疼痛，有时还会有一阵阵热辣的灼痛。

【饮食原则】

- 多吃新鲜果蔬。因其富含维生素，能调节机体生理功能，减少皮肤过敏反应。
- 忌吃刺激、辛辣的食物。

养生食疗方

百合香蕉银耳汤

材料 鲜百合120克，香蕉2根，银耳25克，冰糖2大匙。

做法 先将鲜百合去黑根、洗净，掰成小瓣；香蕉去皮，切片。接着将银耳放入清水中浸泡2小时，去蒂及杂质，洗净后撕成小朵，再放入碗中，加入适量清水，入蒸锅蒸30分钟，取出备用。最后再将银耳、百合瓣、香蕉片放入炖盅内，再加冰糖及适量清水，放入蒸锅续蒸30分钟即可。

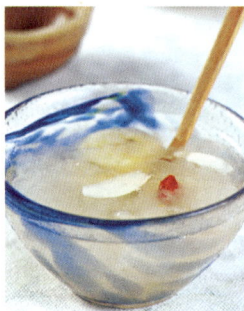

药茶·药酒

南瓜子茶

配方 南瓜子60克。

做法及用法 将南瓜子捣碎，加水煎汤。代茶饮。

美味药膳

枸杞子绿豆汤

配方 菊花15克，枸杞子叶100克，绿豆30克，冰糖适量。

做法及用法 1 绿豆洗净，用清水浸约30分钟；枸杞子叶、菊花洗净。

2 绿豆放入锅内，加适量水，大火煮沸后改小火煮至熟烂，再加入菊花、枸杞子叶、冰糖，稍煮片刻即可。

手足皲裂

中医把手足皲裂也称作"手足破裂"或"皲裂伤口"等，认为该病是由外感风寒引起的气机不调、血脉运行不畅、四肢末端营养不足，再经反复摩擦或牵引而导致的。

【主要症状】

皮肤干燥、失去弹性；有轻度刺痛、中度触痛乃至灼痛；严重者可伴出血。

【饮食原则】

● 维生素A有促进上皮生长及抗角化过度的作用，适量摄入能帮助伤口愈合。富含维生素A的食品包括胡萝卜、豆类、绿叶蔬菜、动物肝脏、鱼类等。

● 平时多喝水，保持皮肤的水分和弹性。另外可适量吃脂肪类、糖类食品，使皮脂腺分泌量增加，预防手足皲裂的发生。

养生食疗方

水晶肘花

【材料】猪肘1个，酱油、葱段、姜片、花椒、蒜泥、醋、香油各适量。

【做法】① 将猪肘表皮刮净后，用刀把肘上的皮旋成手掌大小的圆形。整理好猪皮，同猪肘一起入开水锅中汆烫一下备用。

② 把猪肘、猪皮放入容器中，加温水、花椒、葱段、姜片，上笼屉蒸约3小时，待烂时取出，拣出葱姜、肉皮，汤水过箩，浇于肘子中，晾凉凝成冻状。

③ 食用时将猪肘切成片，浇上蒜泥、酱油、醋、香油调好的汁即可。

冻猪蹄

【材料】猪蹄1只，猪肉皮250克，姜丝10克，葱丝、盐、桂皮、料酒、酱油、白糖各少许。

【做法】将猪蹄、猪肉皮去毛洗净，入沸水中稍煮，捞出洗净放入砂锅中加姜丝、葱丝和所有调料，先用大火煮沸，改用小火焖煮熟烂制成原汤，猪蹄放盘中浇上原汤即可。

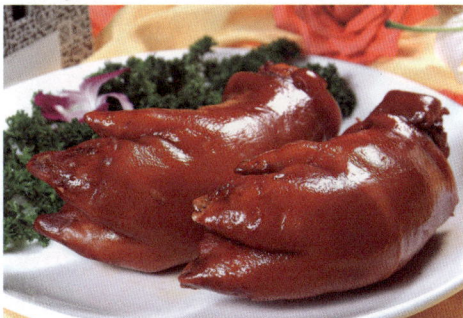

头皮屑

头皮屑为头皮角质层、皮脂和尘埃的混合物，散布在头皮、头发间呈灰白色或灰黄色的糠秕状细屑。可分为干性及油性两类。

【主要症状】

头皮屑出现时常常伴有头皮炎症和头皮瘙痒等症状。

【饮食原则】

● 少荤多素，多食用一些芽菜，可有助于改善酸性体质，减少头皮屑。

● 禁吃煎、炸、熏、烤的食物。

● 少吃加工食物。

● 忌食刺激性调味料与甜食。

养生食疗方

香菇绿豆芽

材料 绿豆芽200克，香菇75克，胡萝卜、黄瓜皮各50克，葱丝、姜丝、盐、料酒、味精、色拉油各适量。

做法 ① 将绿豆芽掐去两头洗净，沥干水分；香菇用水泡发，洗净切丝；胡萝卜、黄瓜皮分别洗净，切丝。

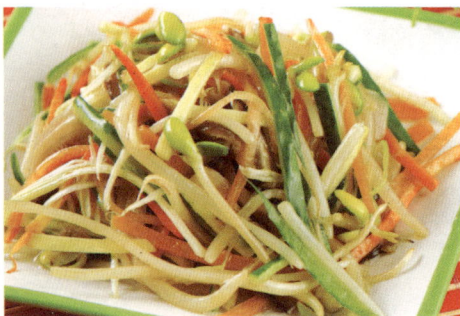

② 炒锅倒色拉油烧热，下葱丝、姜丝炒香，快速放入绿豆芽、香菇丝、胡萝卜丝、黄瓜皮丝，不断翻炒。加入料酒、盐、味精翻炒均匀，待材料软熟时出锅即可。

海带丝拌银芽

材料 绿豆芽、海带丝各100克，胡萝卜30克，葱丝、味精、花椒油、醋、盐各适量，蚝油2大匙，香油1大匙。

做法 ① 将海带丝加盐揉搓后，洗去黏液，汆烫后捞出沥干，晾凉，切成长段；绿豆芽去根部，汆烫断生，捞出晾冷；胡萝卜去皮洗净，切丝。

② 将处理好的三丝装入盘中，加入所有调料拌匀，撒葱丝点缀即可。

功效 此方可止痒去屑。

丹 毒

丹毒是皮肤及其网状淋巴管的急性炎症，发生时没有固定的部位，但好发于颜面、腿部。丹毒虽以"毒"命名，却并不是病毒感染引起的，而是由细菌感染引起的急性化脓性真皮炎症，通常起病很急。

【主要症状】

● 皮肤局部出现片状红疹，颜色鲜红并稍隆起，压之褪色。

● 局部皮肤有烧灼感，常伴寒战高热、头痛等全身症状。

【饮食原则】

宜食用凉血、解毒的食物，忌食辛辣、油腻食物。

养生食疗方

丝瓜豆腐汤

材料 丝瓜200克，豆腐150克，姜丝、葱末、香菜末、盐、酱油、米醋、味精、色拉油各适量。

做法 ① 将丝瓜洗净，切片；豆腐洗净，切成小块，备用。

② 锅烧热，投入色拉油、姜丝、葱末炝锅，加水适量，下豆腐块、丝瓜片，先用大火烧沸，然后改用小火煮3~5分钟，调入盐、味精、酱油、米醋，撒上香菜末即可。

功效 此方可清热解毒、凉血除烦。适用于丹毒、咽喉肿痛、烦热消渴等症。

橙蜜藕

材料 莲藕200克，橙汁400克，蜂蜜1大匙，盐半小匙，白糖适量。

做法 ① 莲藕洗净去皮，切成片泡在凉水盆中（换水两次）。

② 将藕片在开水中迅速氽烫一下，取出过冷水后沥干。

③ 藕片码摆在汤盘中，加入橙汁、蜂蜜、盐、白糖拌匀，腌至色泽呈淡黄色即已入味，入冰箱冷藏后食用。

功效 此方凉血散瘀，适用于丹毒等症。

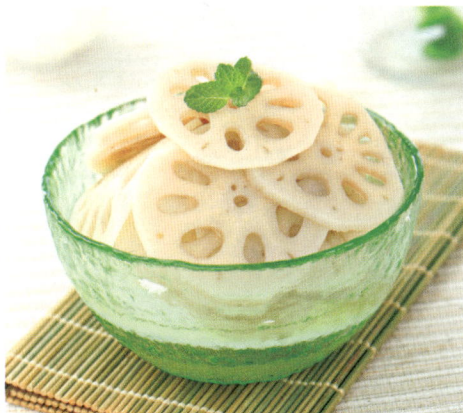

痈

痈是指多个相邻的毛囊及其所属皮脂腺或汗腺的急性化脓性感染，易并发全身性化脓性感染，危害很大，如唇痈容易引起颅内的海绵静脉窦炎。其多见于成年人，糖尿病患者尤易发生，好发于颈项、背部等皮肤粗厚处。

【主要症状】

皮肤呈一片稍隆起的紫红色浸润区，在中央部的表面有多个脓栓，破溃后呈蜂窝状。

【饮食原则】

● 饮食以清淡为主，多吃新鲜蔬菜、水果。

● 忌高脂、高糖、辛辣、油炸食物以及白酒、咖啡等刺激性饮料。

养生食疗方

木须肉

材料 猪瘦肉150克，鸡蛋3个，水发黄花菜、水发黑木耳、黄瓜片各50克，盐、酱油、白糖、香油、色拉油各适量。

做法 1 将猪瘦肉洗净，切成片；鸡蛋磕入碗中，用筷子打匀；黑木耳洗净，切片。

2 锅置火上，下色拉油，烧热后加入鸡蛋液，炒散成小鸡蛋块，盛在盘中待用。

3 炒锅上火，加油烧热，放入猪肉片煸炒，待肉色变白后，加入酱油、白糖、盐调味。

4 炒匀后加入黄花菜、黑木耳片、黄瓜片和鸡蛋块同炒，炒熟后淋入香油即可。

特效偏方·验方

蟹壳解毒方

配方 螃蟹壳5克，穿山甲10克，皂角刺7克，黄酒适量。

做法及用法 将以上3味中药用小火焙干研末，用黄酒冲服。

功效 此验方清热解毒。

药茶·药酒

枸杞子叶茶

配方 鲜枸杞子叶500克，白糖适量。

做法及用法 将鲜枸杞叶洗净，捣烂取其汁液，加入白糖用开水冲服。每日2次。

功效 此方可消肿解毒、消结化瘀。

第七章

妇产科疾病对症食疗

月经不调、痛经、乳腺增生、盆腔炎……越来越多的妇产科疾病给女性朋友们带来了困扰。什么才是最佳的解决之道呢？中医专家指出，『药补不如食补』，药食结合既可以减少药物的不良反应，又能提高治疗效果。

月经不调

月经不调是指月经周期、经量、经色、经质等方面出现异常等一系列病症。外界气候、环境的改变，生活习惯的变化以及精神情绪的波动等均可导致月经不调。但是，对于月经周期的偶尔失常但能迅速得以调整者，一般不作为疾病看待。

【主要症状】

下腹部严重疼痛、精神紧张、情绪不稳定；注意力不集中、烦躁易怒、抑郁、失眠、头痛、乳房胀痛；月经周期紊乱、月经增多或稀少、闭经。

【饮食原则】

宜多食舒肝养肝或理气活血类食物；忌食辛辣刺激性食物和生冷滑腻性食物。

养生食疗方

牛奶大枣粥

材料 粳米100克，大枣50克，牛奶1000毫升，白糖适量。

做法 ① 粳米、大枣用清水洗净，将大枣切碎。

② 在瓦煲中加入牛奶，烧开后放入粳米，煲约30分钟。

③ 再加入大枣，调入白糖，继续煲约12分钟即可。

大枣炖鲤鱼

材料 鲤鱼500克，大枣10颗，黑豆20克，枸杞子少许，盐适量。

做法 ① 将鲤鱼宰杀、洗净；大枣去核，洗净。

② 将黑豆放入锅中炒至豆壳微裂，再洗净备用。

③ 将鲤鱼、黑豆、大枣、盐放入锅里，加入足量水，盖上盖子，隔水炖3小时，撒枸杞子点缀即可。

红小豆荸荠煲乌鸡

材料 乌鸡半只，红小豆50克，大枣5颗，荸荠20克，葱、味精、胡椒粉各少许，生姜1块，高汤、盐各适量，料酒1大匙。

做法 ① 红小豆用温水泡透；大枣洗净；乌鸡切成块；荸荠去皮；生姜去皮，切片；葱切段。

② 锅内烧水，待水开时，放入乌鸡块，用中火煮3分钟至血水尽时，捞起冲净。

③ 将砂锅至于火上，放入乌鸡块、荸荠、姜片、大枣、红小豆，注入高汤、料酒、胡椒粉，加盖，用中火煲

开，再改小火煲2小时，调入盐、味精，继续煲15分钟，撒上葱段即可。

功效 可健脾益胃、补血养虚、调经止带。

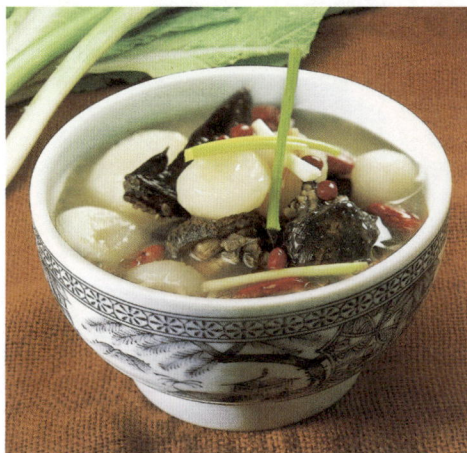

特效偏方·验方

温肾调经汤

配方 党参、白术、茯苓、薏米、补骨脂、乌贼骨各15克，巴戟天、芡实各10克，炙甘草6克。

做法及用法 水煎服，每日1剂。

功效 此方健脾温肾，可用于调经养血。

药茶·药酒

佛手茶

配方 新鲜佛手10克。

做法及用法 将新鲜的佛手用清水冲洗干净，切片，用开水冲泡，代茶饮。

美味药膳

阿胶牛肉汤

配方 阿胶15克，牛肉100克，米酒20毫升，生姜10克。

做法及用法 将牛肉去筋切片，与生姜、米酒一起放入砂锅中，加适量水，用小火煮30分钟，然后加入阿胶，待其溶解即可。

功效 滋阴养血、温中健脾。主要改善月经不调、经期延后、头昏眼花等症。

当归乌鸡汤

配方 乌鸡1只，当归、黄芪、茯苓各9克，姜、蒜、盐、鸡精各适量。

做法及用法 将乌鸡洗净，去内脏，把当归、黄芪、茯苓放入鸡腹内用线缝合，与姜一起放砂锅内煮熟。拆线，去药渣，加入盐、鸡精、蒜调味后即可食用。

枸杞子大枣银耳粥

配方 米饭1碗，银耳25克，大枣2颗，莲子、枸杞子、冰糖各适量。

做法及用法 银耳用温水泡发至软，择洗干净；大枣洗净，泡软去核；莲子、枸杞子分别洗净，泡软，备用。将米饭放入开水锅中搅匀，下入银耳、大枣、莲子、枸杞子，煮至黏稠时，加入冰糖，待其溶解即可。

功效 调经养血、理气活血。

痛经

痛经是指在女性经期内出现的不适症状，每随月经周期而发，给工作及生活带来不利影响。中医认为，痛经是由经血不畅、气滞血瘀所致。因此，调经方法应以补肾、健脾、疏肝、调理气血为主。

【主要症状】

经期前后以及经期出现的下腹部痉挛性疼痛，可伴有恶心、腹泻、头晕等症状，甚至发生晕厥。

【饮食原则】

● 合理营养，尤其要及时补充维生素E类食品。

● 适当喝些米酒、曲酒或酒酿等，可起散淤缓痛的作用，对防治痛经有利。

特效偏方·验方

玄灵止痛方

配方 玄胡、白芍各20克，醋炒五灵脂、甘草各9克，当归、川芎各15克。

做法及用法 水煎服，每日分3～4次服用。经前3～5天开始服用，到经期结束为止。

功效 此方活血化瘀，温经止痛。适用于因瘀血等引起的痛经。

药茶·药酒

芝麻盐茶

配方 芝麻2克，盐1克，粗茶叶3克。

做法及用法 将芝麻与盐放在一起研碎。先将粗茶叶用沸水冲泡，然后加入碾碎的芝麻盐。从经前2～3天起，每天饮用5～6次。

功效 适用于经期下腹疼痛、腰痛等症。

药蛋·药醋

益母元胡鸡蛋方

配方 益母草30克，元胡15克，鸡蛋2个。

做法及用法 将鸡蛋、益母草、元胡一起放入砂锅中，加入适量水熬煮，鸡蛋熟后剥去外壳再稍煮片刻，去除药渣，吃蛋喝汤。

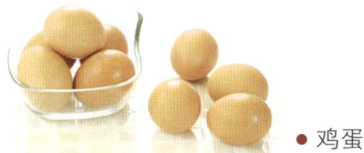

● 鸡蛋

孕 吐

孕吐是早孕反应的一种常见症状，通常发生在怀孕2～3个月期间。多见于精神过度紧张、神经系统功能不稳定的年轻或初次妊娠孕妇。专家指出，孕吐严重者还可能会引起孕妇营养缺乏、水电解质平衡紊乱等严重后果。

【主要症状】

● 轻者出现食欲减退、择食、清晨恶心及轻度呕吐等现象，但一般在3～4周后自行消失。

● 严重者则呈持续性呕吐，甚至不能进食、进水，并伴有上腹不适，头晕乏力或喜食酸咸之物等症状。

【饮食原则】

● 饮食应以清淡可口、容易消化为原则，为了减轻孕妈妈胃肠道负担，减少呕吐症状，可选用鸡蛋、饼干和酥脆爽口的烤面包干、烤馒头干、烧饼以及各种水果等。孕吐时吃苹果，可补充水分、维生素和必需的矿物质。

● 忌食肥腻及不易消化的油炸食物；禁止饮酒。

药茶·药酒

葡萄干茶

配方 葡萄干30克。

做法及用法 开水冲泡，代茶饮。也可将葡萄干加水煎服。

药蛋·药醋

白糖醋蛋方

配方 白糖30克，米醋60毫升，鸡蛋1个。

做法及用法 先将米醋煮沸，加入白糖使其溶解，打入鸡蛋，待蛋半熟即可。每日2次。

美味药膳

砂仁藿香粥

配方 藿香10克，粳米100克，砂仁5克，白糖适量。

做法及用法 先把砂仁研成细末备用，把藿香择净，放入砂锅内加水浸泡约10分钟后，水煎取其汁，加入粳米熬成粥，粥熟时加入砂仁末和白糖，再煮沸即可。

女性不孕症

女性不孕症可分为原发性不孕症和继发性不孕症两种。通常情况下，婚后两年以上未避孕而不受孕者，称为原发性不孕症；分娩或流产后两年以上不孕者，称为继发性不孕症。中医认为，女性不孕多因肾气不足、气血失调所致，应有针对性地进行饮食调理。

【主要症状】

达到生育年龄的女性结婚后，男方生育能力正常，未实行避孕措施，经过两年或两年以上时间仍未能怀孕。

【饮食原则】

● 少吃胡萝卜。过量的胡萝卜素能影响卵巢的黄体素含量，容易造成经期紊乱，有增加女性不孕的可能性。

● 少饮酒，少喝咖啡。

药茶·药酒

草苁蓉酒

配方 草苁蓉60克，白酒500毫升。

做法及用法 将草苁蓉洗净切碎，装入布袋，置于容器中，加入白酒，密封，浸泡10天后去渣即成。每日2次，每次服10毫升。

药蛋·药醋

当归益母蛋方

配方 益母草30克，当归15克，鸡蛋2个。

做法及用法 将以上前2味中药分别洗净，加水400毫升煎至200毫升，用纱布滤渣；将鸡蛋煮熟，冷却去壳，插小孔数个，用药汁煮片刻即成。饮药汁吃鸡蛋，每周吃2～3次，1个月为1个疗程。

美味药膳

鹿茸乌鸡汤

配方 鹿茸6克，乌鸡肉150克，盐适量。

做法及用法 将乌鸡肉洗净，切成小块，连同鹿茸一起放入炖盅内，加适量清水，先用大火煮沸，然后转小火炖3个小时，加入盐调味即可。

功效 补肾益精。适用于子宫虚冷引起的不孕症。

带下病

带下病是一种常见的妇科病，根据带下的颜色不同，又可分为黄带、白带、赤带、赤白带、青带及五色带等。通常情况下，滴虫性阴道炎、霉菌性阴道炎、淋病性阴道炎及盆腔炎、宫颈炎等各种妇科炎症都是引起女性带下病的主要原因。

【主要症状】

带下的量明显增多，经常觉得阴部不舒服，甚至会湿透内裤；带下色、质、气味异常并伴有全身不适症状。

【饮食原则】

应该多食用一些含有丰富的蛋白质、低脂肪的食物，同时也要及时补充丰富的维生素C和B族维生素。此外，还应多补充益生菌，如乳酸菌、嗜酸菌等。

特效偏方·验方

白果怀山方

配方 煨白果10克，怀山15克。

做法及用法 水煎服。每日1剂，连服5~7天。

美味药膳

人参核桃粥

配方 人参3克，核桃仁10克，粳米200克。

做法及用法 将人参切片，核桃仁掰成两块，与粳米一起放入锅内，加水适量。将锅置大火上烧沸，后用小火熬煮1个小时即成。可作为晚餐食用。

功效 适用于带下清稀、量多者。

粳米怀山薏米粥

配方 粳米、怀山各100克，薏米50克，大枣6颗，冰糖、蜂蜜各适量。

做法及用法 粳米淘洗干净，用水浸泡约15分钟；薏米洗净，浸泡2~3小时；怀山去皮洗净，切成小方块；大枣洗净去核。将粳米、薏米、大枣放入锅中，加入适量清水，用大火煮开后转小火煮至粥稠，再加入怀山块，煮约20分钟后放入冰糖，搅拌至化开，熄火晾凉后根据个人口味调入蜂蜜即可。

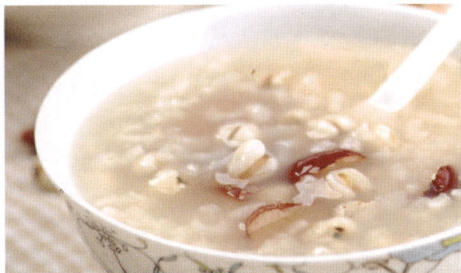

阴道炎

阴道炎是阴道黏膜及黏膜下结缔组织的炎症，是常见的妇科疾病之一。正常健康的女性，阴道对病原体的侵入有一定的自然防御功能，但如果不注意保持阴道和周围器官的清洁卫生，就会使病原菌趁机而入，从而导致各种阴道炎症。

【主要症状】

● 白带增多，性状改变，可伴有性交疼痛或尿痛、尿频等。

● 外阴有瘙痒或灼热感。重者可有血样脓性白带。

【饮食原则】

● 均衡摄取各种营养，多吃富含维生素C的蔬果，多喝水。

● 多喝酸奶。酸奶中的嗜酸菌能帮助恢复女性阴道内的菌群平衡。

● 多吃胡萝卜和其他富含胡萝卜素的食物，以提高免疫系统抵抗真菌侵入的能力。

● 少吃辛辣刺激性食物。

● 限制甜食与油炸类食物的摄入量。

养生食疗方

胡萝卜黄花菜汤

材料 黄花菜80克，胡萝卜100克，柠檬半个，盐适量，味精半小匙。

做法 1 先将胡萝卜洗净、去皮、切丝，备用。黄花菜洗净，入沸水汆烫捞出，用清水泡凉，沥干水分。

2 锅内加水，放入柠檬煮沸，再下入其他材料，加盐煮20分钟，加味精调味即可。

葡萄草莓酸奶汁

材料 葡萄20颗，草莓10颗，低脂酸奶半杯，冰块少许。

做法 1 将葡萄及草莓洗净后去蒂。

2 将所有材料一起放入榨汁机中搅打成冰沙状，倒入杯中即可。

酸奶沙拉

材料 粉丝1把，生菜叶3片，小西红柿10颗，鸡蛋1个，玉米粒3大匙，酸奶250毫升。

做法 1 小西红柿洗净，对半切开再切一半；鸡蛋煮熟，切碎；粉丝泡软、洗净，剪成小段，放入沸水中烫熟，沥干，加入切碎的鸡蛋及酸奶拌匀。

2 生菜叶洗净，沥干，放入盘中摊

开，加入拌好的酸奶沙拉，排入玉米粒及小西红柿片即可。

银耳拌冬瓜

材料 冬瓜250克，银耳20克，香油、盐、味精各适量。

做法 冬瓜去皮，洗净，切片，放入沸水中汆烫一下，捞出沥干；银耳用水浸泡后用开水略汆烫。将冬瓜片和银耳一同放入碗中，加入香油、盐、味精拌匀即可食用。

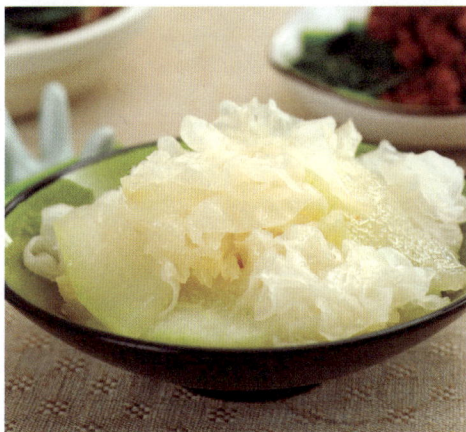

简易单方

虎杖消炎止痒方

配方 虎杖100克。

做法及用法 将虎杖放入加有2500毫升水的锅中，煎煮20分钟，将药液倒入盆中，趁热先熏后洗。每次30分钟，每日1次。

特效偏方·验方

地黄知母防风方

配方 熟地黄25克，山萸肉、怀山各20克，泽泻、丹皮、黄檗、制首乌各15克，知母、当归、荆芥、防风各10克。

做法及用法 用水煎服，每日1剂，早晚分服。

车前茯苓消炎方

配方 猪苓、茯苓、车前子（包煎）各10克，茵陈、赤芍、丹皮、芡实、黄檗、山栀各9克，椿根皮12克。

做法及用法 水煎服，每日1剂。

白果芡实栀子汤

配方 生地黄、车前子、白果、芡实、地骨皮、茯苓、泽泻各12克，黄檗、栀子各6克，丹皮、旱莲草各15克。

做法及用法 水煎服，每日1剂。

药蛋·药醋

萝卜汁醋方

配方 白萝卜汁、醋各适量。

做法及用法 先用醋冲洗阴道，再用白萝卜汁擦洗阴道。每日1次，一般10次为1个疗程。

功效 清热解毒、杀虫。适用于滴虫性阴道炎引起的白带症。

盆腔炎

盆腔炎是一种妇科常见病，是指女性盆腔、生殖器官（包括子宫、输卵管、卵巢）、盆腔腹膜和子宫周围的结缔组织发生炎症。主要分为急性盆腔炎和慢性盆腔炎两种。炎症可局限于一个部位，也可几个部位同时发病。

【主要症状】

下腹部疼痛，高热，头痛，食欲下降，甚至会出现恶心、呕吐、腹胀、腹泻等症状。

【饮食原则】

宜食清淡易消化类食物，多吃蔬菜和水果；忌吃煎烤、油腻、辛辣类食物；任何体质的盆腔炎患者都要远离刺激性食物。

养生食疗方

核桃松仁玉米粥

材料 核桃仁、松仁各15克，玉米粒、大米各100克，白糖适量。

做法 ① 核桃仁洗净，切成粒；松仁、玉米粒洗净；大米淘洗干净。

② 在瓦煲中放入适量清水，用中火煲开，加入大米，改小火煲至大米八成熟时，放入核桃粒、松仁、玉米粒，调入白糖，继续煲20分钟，至熟透即可。

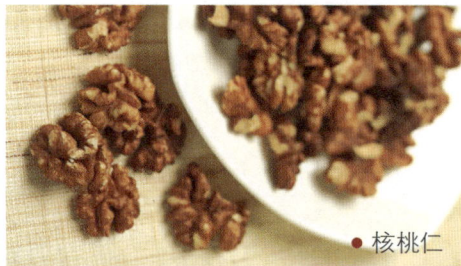

● 核桃仁

膏滋·丸剂

油菜籽肉桂丸

配方 油菜籽、肉桂各60克，面粉、黄酒、醋各适量。

做法及用法 先将以上前2味药共焙干，研细末，加入醋和面粉搅成糊制作丸，如桂圆肉大。每日2次，每次1丸，用黄酒送服。

美味药膳

槐花冬瓜子粥

配方 槐花10克，薏米30克，冬瓜子20克，粳米250克。

做法及用法 将槐花、冬瓜子煎汤去渣，再放入薏米及粳米煮粥食用。

子宫脱垂

女性子宫从正常位置沿阴道下降，子宫颈外口达坐骨棘水平以下，甚至子宫全部脱出于阴道口外，称为子宫脱垂。子宫脱垂除个别病例为先天性外，绝大多数患者与生育及劳动强度有关，因此，子宫脱垂重在预防。

【主要症状】

阴道前壁、后壁膨出。

【饮食原则】

● 多吃具有补气、补肾作用的食物，如黑豆等。

● 忌食寒凉之物。

药茶·药酒

黄芪红茶

配方 黄芪25克，红茶1克。

做法及用法 将黄芪加水400毫升煮沸5分钟，加红茶即可。代茶频饮，每日1剂。

功效 补气升阳，益气固表。适用于子宫脱垂。

药蛋·药醋

金樱子蛋方

配方 金樱子30克，鸡蛋1个。

做法及用法 将金樱子去壳及瓤，与鸡蛋一起加水炖熟。吃蛋喝汤。

功效 补肾固精，补益气血，养心安神。适用于肾虚子宫下垂。

升麻鸡蛋方

配方 升麻4克，鸡蛋1个。

做法及用法 将鸡蛋打一小孔，再将升麻研末装入鸡蛋内，密封小孔，隔水蒸熟。每日1剂，连服10天为1个疗程，休息2天再进行第2个疗程。

美味药膳

猪腰枸杞子汤

配方 猪腰1副，枸杞子、核桃仁各30克，盐、醋各适量。

做法及用法 猪腰去筋膜切片。将猪腰片和枸杞子、核桃仁一起煮汤，最后加盐、醋调味。

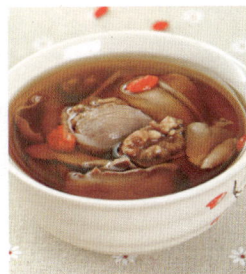

自然流产

胚胎或胎儿尚未具有生存能力而妊娠终止者，称为流产。不同国家和地区对流产妊娠周数有不同定义。我国将妊娠于28周前终止，胎儿体重少于1000克，称为流产。流产发生于孕12周前者，称为早期流产；发生于12周后者，称为晚期流产。

【**主要症状**】

阴道流血、腹痛，严重者还可出现下腹部、腰部、髋部坠痛。

【**饮食原则**】

流产后半个月之内可多吃些蛋白质含量高的食物，及时补充水分和富含维生素C的食物；同时也要适当地补充铁质，以预防贫血的发生；不能吃刺激、油腻、生冷的食物。

药茶·药酒

南瓜蒂茶

配方 南瓜蒂20克。

做法及用法 将南瓜蒂加水煎汤，去渣取汁。从怀孕后半个月起代茶饮，每日1剂，连服5个月。

功效 可养血安胎。

药蛋·药醋

阿胶鸡蛋方

配方 阿胶10克，鸡蛋1个。

做法及用法 阿胶用200毫升水烊化，再将鸡蛋调匀后加入阿胶水中煮成蛋花即成。饭前空腹食用，每日1~2次。

功效 补血、滋阴、安胎。

美味药膳

补阴蛤蜊汤

配方 蛤蜊肉200克，玉竹15克，百合、怀山各30克，姜、味精、盐各适量，料酒少许。

做法及用法 先将蛤蜊肉置笼内蒸30分钟，然后将百合、玉竹、怀山分别洗净，怀山切片。锅烧热，放入姜、料酒及适量水，倒入蒸好的蛤蜊肉，放入百合、玉竹、怀山，用大火烧沸，改用小火炖15分钟，加味精、盐调味即可。

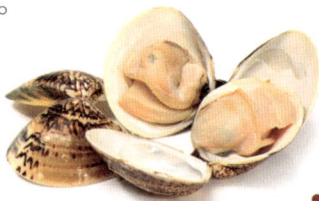

● 蛤蜊

第 八 章

男科疾病对症食疗

现代生活节奏快、社会竞争加剧……压力让很多男性感到身心疲惫，很容易出现阳痿、早泄、遗精、前列腺炎等各种男科疾病。而食疗养生注重内调外养，从根本上进行调理，起到预防和缓解上述症状的作用。

阳痿

阳痿是最常见的男子性功能障碍性疾病。现代人生活节奏快，生活和事业的压力往往会使男人劳累过度，加上烟酒过量等各种诱因，更容易出现阳痿。因此，男性在日常生活中应学会调节紧张的心态，缓和焦虑不安的情绪，经常参加体育锻炼和户外活动。

【主要症状】

- 阴茎无法勃起，不能正常行房事，但在睡梦中易勃起。
- 性兴奋时阴茎开始勃起，但在行房事时就会软下来。
- 阴茎勃起不坚，也不能持久。

【饮食原则】

- 饮食以软食为主，适当地进食滋养性食物。
- 宜常吃含精氨酸较多的食物。
- 宜补充锌，含锌较多的食物如牡蛎、牛肉、鸡肝、蛋、花生仁等。
- 宜多吃动物内脏。
- 禁食肥腻、过甜、过咸的食物。
- 不要酗酒。

养生食疗方

瘦肉韭菜大枣汤

材料 韭菜60克，贻贝30克，猪瘦肉250克，大枣4颗，盐、味精各适量。

做法 1 将贻贝用温开水浸发，洗净；猪瘦肉洗净，切片；韭菜去黄叶，洗净，切段；大枣去核，洗净。

2 把猪瘦肉片、贻贝、大枣一起放入锅内，加适量清水，先用大火煮沸后，再用小火煲约2个小时，再加入韭菜煮10分钟，加入盐、味精调味即可。

猪血韭菜豆腐汤

材料 韭菜30克，虾仁50克，猪血、豆腐各75克，蟹肉20克，姜末少许，盐、水淀粉、色拉油各适量。

做法 1 韭菜择净，洗净切段；猪血洗净切块，用开水汆烫后捞出，再用温水洗净；豆腐切块，汆烫片刻后捞出；虾仁洗净，挑去虾线；蟹肉洗净后切末。

2 锅烧热，放入色拉油、姜末炒香，倒入水与猪血块、豆腐块、虾仁、蟹肉末，大火煮开后转小火煮5分钟，加韭菜段、盐煮开后，用水淀粉勾芡即可。

牛百叶炒韭菜

材料 牛百叶400克，韭菜150克，胡萝卜30克，姜丝、盐、味精、香油、色拉油各少许。

做法 1 牛百叶洗净，切丝；韭菜择洗干净，切段；胡萝卜去皮，切成与韭菜一样粗的条。

2 锅置火上，倒入水烧沸，下入牛百叶丝余烫，捞起沥干水分备用。

3 另起锅，上火烧油，下姜丝爆香，下入韭菜段炒至八成熟，再下入牛百叶丝、胡萝卜条，调入盐、味精翻炒至成熟，淋入香油，装盘即可。

功效 可壮阳益精。适用于肾虚等原因引起的阳痿。

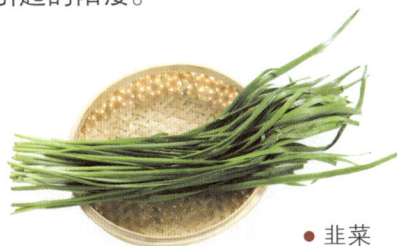

● 韭菜

膏滋·丸剂

五子助阳丸

配方 菟丝子、炒韭菜子、益智仁、炒茴香子、炒蛇床子各200克，白酒适量。

做法及用法 将上述5味中药共研为细末，加入白酒，制成药丸，如梧桐子大。每次服60丸，每日2次，以温酒或温开水送服。

功效 此方可辅助治疗肾阳虚型阳痿，效果显著。

美味药膳

牛鞭汤

配方 韭菜子、菟丝子、淫羊藿各15克，牛鞭1根。

做法及用法 先将牛鞭洗净切段，再将其与韭菜子、菟丝子、淫羊藿加水共煮即可。弃药渣，吃肉喝汤。

功效 可预防阳痿、早泄等症。

枸杞子羊肉汤

配方 羊肉200克，猪瘦肉100克，枸杞子20克，沙参10克，葱段、姜片、盐、鸡精各适量。

做法及用法 将羊肉、猪瘦肉洗净切块；枸杞子、沙参洗净。锅内烧水，水开后放入羊肉块、猪瘦肉块余烫去表面血迹，再捞出洗净。将全部材料一起放入煲中，加入适量清水，大火煲开后改小火煲约90分钟，以盐、鸡精调味即可。

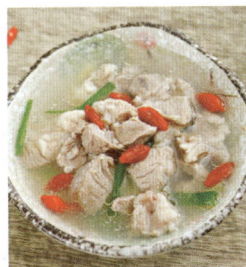

功效 健脾固肾，壮阳补火。可改善阳痿症状。

早泄

从传统中医的角度看，造成早泄的主要原因是肝肾双虚，肾虚则不能很好地濡养肝脏，肝经系统受损，而肝经"绕二阴"，肝气被郁则生寒，阳气不能固摄，则产生早泄，治疗方法以驱寒补肾为主，补肾则能破除肝经的瘀滞，同时也就起到补肝的作用。

【主要症状】

● 阴茎易勃起，性生活时间短，失眠，腰膝酸软。

● 体质虚弱、怕冷，阴茎不易勃起或勃起不坚，伴有尿多、小便色清量大、精神不振等症。

【饮食原则】

● 及时补充维生素。这是因为维生素在促进睾丸发育、增加精子的生成并提高其活力等方面具有决定性作用。

● 核桃、虾具有扶阳补肾固精之功效，性功能障碍患者不妨多食用这类食物。

特效偏方·验方

凤眼寄奴汤

(配方) 凤眼草、刘寄奴各20克。

(做法及用法) 将上述2味中药一起放入砂锅内，水煎服，每日1剂，饭后温服。

药茶·药酒

菟丝子茶

(配方) 菟丝子50克，红糖60克。

(做法及用法) 将菟丝子捣碎，与红糖一同加水煎汤，去渣取汁。代茶频饮，30天为1个疗程。

(功效) 补肾固精。

美味药膳

壮阳参鸡汤

(配方) 乌鸡1只，人参5克，大枣10颗，枸杞子8克，盐1小匙，料酒1大匙。

(做法及用法) 将乌鸡收拾干净，切小块，放入沸水中汆烫备用；大枣、枸杞子均洗净。锅中加水，下入乌鸡块、人参、大枣、枸杞子同煮至鸡块软烂，加入盐、料酒调味即可。

(功效) 此方可补肾固精。

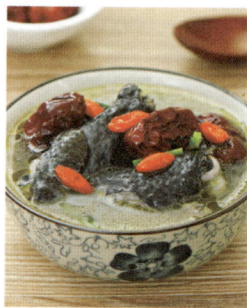

遗 精

遗精是一种生理现象，有生理性与病理性的不同。中医将精液自遗现象称遗精或失精；有梦而遗者名为"梦遗"；无梦而遗，甚至清醒时精液自行滑出者为"滑精"。遗精多由肾虚精关不固，或心肾不交，或湿热下注所致。

【主要症状】

● 男性在没有性交的情况下精液自行泄出。
● 有时还会伴有精神萎靡、失眠多梦、食欲不振、腰膝酸痛、头晕头痛、记忆力下降，遗出精液中带血色，小便后伴有白色黏液流出，阴茎有疼痛感等症状。

【饮食原则】

● 多摄入一些蛋白质含量高的食物。
● 少吃肥甘，辛辣的食物。

养生食疗方

大枣羊骨糯米粥

材料 羊胫骨1～2根，大枣（去核）20～30颗，糯米、白糖各适量。

做法 ① 将羊胫骨洗净，剁成块；大枣洗净；糯米淘洗干净。

② 在瓦煲中放入适量清水，大火烧开后放入羊胫骨块、大枣、糯米，改用中火煲约35分钟，再调入白糖继续煲8分钟即可。

特效偏方·验方

白及虫草方

配方 白及、怀山各20克，冬虫夏草10克，冰糖少许。

做法及用法 将白及、怀山和冬虫夏草研细末，再倒入适量的水和冰糖用大火煮，沸腾后改用小火煮10分钟即可，直接食用。

药茶·药酒

首乌地黄酒

配方 何首乌24克，芝麻、当归各12克，生地黄16克，白酒500毫升。

做法及用法 ① 将以上前4味中药加工研碎，放入布袋中，置容器中，加入白酒，小火煮沸，待冷后密封，浸泡7天后去渣即可。

② 每日2次，每次服20毫升。

前列腺炎

前列腺炎多发于成年男性，是指前列腺特异性和非特异感染所致的急慢性炎症，从而引起的全身或局部症状。中医根据病因可分为肾气不足、气滞血瘀、热毒郁结等症型，常采用温补肾气、理气化瘀、清热解毒等方法来缓解和治疗。

【主要症状】

- 经常有白色黏液分泌。
- 尿频、尿急、尿痛，有时出现排尿困难，甚至尿中带血。
- 直肠胀满，便急。
- 性欲减退，有早泄、阳痿、遗精甚至血精及射精疼痛现象。
- 可伴有恶心、呕吐、腰酸背痛、精神萎靡、失眠、心慌、乏力等症状。

【饮食原则】

- 多饮水，促使多排尿，以利于前列腺分泌物的排泄，减少刺激症状。
- 多食用一些抗氧化类食物，如西红柿、葡萄等。
- 少吃辣椒、生姜等辛辣刺激性强的食物，以避免前列腺及膀胱颈反复充血，加重局部胀痛的感觉。
- 尽量不饮酒。

养生食疗方

南瓜大枣汤

材料 南瓜500克，大枣50颗，红糖少许。

做法 ① 南瓜洗净去皮，切成小块；大枣去核后洗净、沥干。

② 将南瓜块与大枣一起放入锅中，加水煮烂，加红糖调味即可。

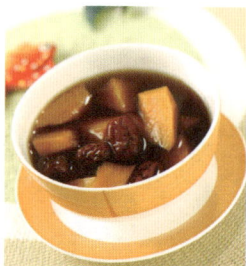

功效 补肾固精。适用于早泄症见精液量不足、腰膝酸软等。

西红柿冬瓜草鱼汤

材料 西红柿、冬瓜各100克，草鱼1条，姜、蒜各15克，水淀粉、盐、色拉油各适量，白糖半小匙。

做法 ① 草鱼洗净、切块，放盐腌渍片刻，冲洗干净，备用；西红柿、冬瓜分别洗净、切块，备用；姜、蒜分别切末。

2 锅烧热，下入色拉油、西红柿炒成酱，加入姜末、蒜末，翻炒均匀。

3 锅内倒入水，分别放入冬瓜块、草鱼块，加盐、白糖调味。

4 用水淀粉勾芡，将烧好的草鱼块和冬瓜块取出放在碗中，浇汤即可。

西红柿双菇汤

材料 香菇、草菇各100克，西红柿、黄瓜各150克，清汤、盐、味精、香油各适量。

做法 **1** 香菇、草菇分别洗净，备用；西红柿洗净，切成小块；黄瓜洗净，切片。

2 锅内加水，放少许盐煮沸，放入香菇和草菇汆烫一下，捞出冲凉备用。

3 锅洗净，加入清汤煮沸，放入香菇、草菇、西红柿块、盐同煮，加入黄瓜片煮熟，加味精调味，淋少许香油即可。

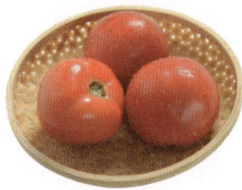

● 西红柿

简易单方

生水蛭粉

配方 生水蛭50克。

做法及用法 将生水蛭研成细末，每次1克，每日2次，温水送服。20天1个

疗程。间隔7天后进行第2个疗程。

功效 此方可有效保养前列腺，预防前列腺炎。

药茶·药酒

山枝根酒

配方 山枝根皮250克，白酒2500毫升。

做法及用法 将山枝根皮洗净切碎，置容器中，加入白酒，密封，浸泡10天后去渣，即可。每日2次，每次服用30毫升。

功效 补肺肾、祛风湿，活血通络。

槐花茶

配方 小槐花10克。

做法及用法 将小槐花加水共煎或直接用开水冲泡均可。代茶饮，每日早晚分服。

功效 此方能缓解前列腺炎。

美味药膳

白兰花猪肉汤

配方 猪瘦肉150～200克，鲜白兰花30克（干品10克），盐适量。

做法及用法 将猪瘦肉洗净切小块，与鲜白兰花一起加水煲汤，加盐调味即可。饮汤食肉，每日1次。

功效 消炎止痛，改善前列腺炎。

男性不育症

男性不育症是指由于男性原因引起的不育，它是很多疾病引起的一种结果，因此不是一种独立的疾病。中医认为，男性不育症大多是由脾肾两虚，湿、热、毒、瘀引起的，因此治疗方面多以调节阴阳平衡、阴精充壮，着重于补肾、肝、脾，清利湿热之邪。

【主要症状】

达到生育年龄的男性结婚后，女方生育能力正常，未实行避孕措施，经过两年或两年以上时间仍未能怀孕。

【饮食原则】

- 多摄入锌含量高的食物，如海鲜等。
- 多吃优质蛋白质，补充精氨酸。
- 少喝可乐、咖啡等。
- 少吃芹菜。

特效偏方·验方

中药生精方

配方 淫羊藿50克，巴戟天、锁阳、熟地黄、黄芪各25克，肉苁蓉20克，桑葚子、枸杞子、菟丝子、茺蔚子各15克，鹿角胶、龟板胶、甘草各10克，附片、山茱萸、当归各9克，韭菜子、车前子各6克，白酒1500毫升。

做法及用法 将上述所有中药共研成细末，用白酒泡15天后即可。空腹饮用，每日2次，每次30毫升。

功效 有助于促使精子正常发育、增加精子数目。适用于男性不育症。

美味药膳

猪肠莲子枸杞子汤

配方 猪肠、鸡爪各100克，猪血、莲子、枸杞子、大枣各10克，猪瘦肉150克，党参20克，姜、葱、盐、鸡精各适量。

做法及用法 1 将猪肠切段，洗净；姜去皮；葱切段；猪瘦肉切粒；鸡爪洗净切段；猪血洗净，切块。锅内烧水，待水开时，放入猪瘦肉粒煮净血水，用清水冲干净，再放入猪肠段煮透。

2 将做法 1 中所有材料以及党参、大枣、枸杞子、莲子、葱、姜放入炖盅，注入水，炖2个小时后熄火，调入盐、鸡精即可。

第九章

儿科疾病对症食疗

畏食、腹泻、百日咳……宝宝的健康状况亮起了红灯！如果您希望宝宝远离疾病困扰，那么，不妨照着书中的简单方法开几个『食疗药方』，亲自为宝宝调养，帮助宝宝健康成长。

小儿畏食

小儿畏食症通常发于5岁以下小儿，以1～3岁居多。此外，有些家长为使小儿顺利进食，采取反复诱导进食、威胁强迫喂食、限制进食等方法，这些方法会使小儿进食的兴趣降低，进而引起厌食症。

【主要症状】

小儿较长时期见食不贪、食欲不振；小儿形体消瘦、口干多饮、皮肤干燥、大便干结；可伴有呕吐、便秘、腹胀、腹痛、腹泻等症状。

【饮食原则】

● 适当添加具有开胃作用的食物，如山楂等。

● 给宝宝喝些酸奶，不仅可以补钙，而且还可以促进消化。

● 适当摄入全麦食品以补充宝宝所需的营养成分。

养生食疗方

综合蔬菜米糊

材料 胡萝卜、小白菜、油菜、婴儿米粉各适量。

做法 将胡萝卜、小白菜、油菜分别洗净，切碎；再将蔬菜碎放入沸水中，煮约2分钟关火。待水稍凉后，将蔬菜碎滤出，留下菜汤，在蔬菜汤中加入婴儿米粉拌匀即可。

功效 此糊适用于脾胃虚弱引起的小儿畏食症。

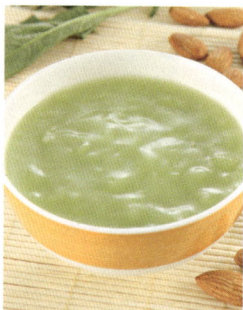

特效偏方·验方

消食健脾汤

配方 炒薏米、白扁豆、茯苓、白术各9克，藿香、陈皮、健曲各6克，白蔻仁、姜半夏各5克。

做法及用法 水煎服，每日1剂。

药茶·药酒

党参大枣茶

配方 党参、大枣各6克。

做法及用法 党参洗净,切薄片；大枣去核，切成丝。将党参片与大枣丝一起用沸水冲泡10～20分钟即可，取汁当茶饮。

小儿腹泻

小儿腹泻根据病因可分为感染性和非感染性两类，是由多病原、多因素引起的以腹泻为主的一组临床综合征。发病年龄多在2岁以下，1岁以内者约占50%。中医认为，引起小儿腹泻的原因主要是感受外邪、脾胃虚弱等，因此应辨证对小儿进行饮食调理。

【主要症状】

小儿大便次数增多，粪便稀薄或如水样，或夹有不消化的乳食。

【饮食原则】

- 应避免食用膳食纤维较多的食物，以防腹泻进一步恶化。
- 调整奶粉浓度。轻微腹泻，可以将奶粉冲淡一些。
- 建议选择瘦肉、去皮的鸡肉、鱼类、蛋、豆腐等较不油腻且又含蛋白质的食物。

养生食疗方

鲳鱼豆腐粥

材料 鲳鱼1条，豆腐1块，大米50克，葱花、姜片、盐各适量。

做法 1 将豆腐用开水煮5分钟，取出沥干，然后放入冷水中浸泡，捞出沥干，研成碎末。

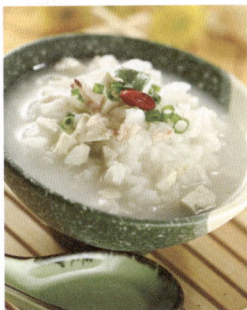

2 大米淘净，加适量水、盐和姜片煮，先以大火煮沸后转小火煮30分钟左右，撇去姜片。

3 将鲳鱼肉去骨、去刺，再剁成碎末，把豆腐末和鱼肉末倒进米锅里煮熟，放入葱花即可。

药茶·药酒

乌诃止泻茶

配方 乌梅2克，诃子3克。

做法及用法 将以上2味药洗净，用沸水冲泡，代茶饮。

功效 收敛止泻。适用于小儿久泻不止者。

药蛋·药醋

石榴皮鸡蛋方

配方 石榴皮10克，鸡蛋1个。

做法及用法 将鸡蛋加水煮熟，磕破，加入石榴皮再煮20分钟。吃蛋饮汤，每日1剂，连服3～5天。

功效 涩肠止泻。

小儿遗尿

一般情况下，孩子在3～4岁开始控制排尿，如果5～6岁以后还经常性尿床，如每周2次以上并持续达6个月，医学上就称为"遗尿症"。中医认为，小儿遗尿多因肾气不足，膀胱寒冷，下元虚寒，或病后体质虚弱，脾肺气虚，或不良习惯所致。

【主要症状】

小儿睡中不知不觉地出现排尿并伴有小便清长，甚至肢冷恶寒或四肢乏力。

【饮食原则】

● 应该多吃一些动物性食物，如猪腰、猪肝和肉等。

● 不能多吃多盐、糖和生冷食物。多盐多糖皆可引起多尿，生冷食物可削弱脾胃功能，对肾无益，故应禁忌。

● 不能吃玉米。玉米有明显的利尿作用，故忌食。

养生食疗方

猪肝瘦肉粥

材料 猪肝、猪瘦肉各25克，大米60克。

做法 1 大米放入清水中浸泡约30分钟，然后捞出放入锅中加水，以小火煮粥。

2 分别将猪瘦肉、猪肝切成薄片放入粥内，用中火煮沸至熟即可。

简易单方

金橘止尿方

配方 金橘20个。

做法及用法 将金橘洗净，晾晒50天，再焙干研粉备用。每次服6克，以开水送服。每日2次，连续服完。

功效 止尿调气，可有效改善小儿遗尿症状。

美味药膳

芡实核桃糊

配方 芡实粉30克，核桃仁15克，大枣5颗，白糖适量。

做法及用法 1 将核桃仁打成碎末；大枣去核。

2 将芡实粉加凉开水打糊，再加开水搅拌。

3 最后加入核桃仁、大枣，煮成糊粥，加白糖调味即可。随时服食。

小儿百日咳

百日咳俗称鸡咳、鸬鹚咳，是指由于百日咳杆菌引起的急性呼吸道传染病。病程可长达2~3月，故名百日咳。本病全年均可发病，以冬春季节为多，可延至春末夏初。

【主要症状】

临床以阵发性痉挛性咳嗽，咳后有特殊的吸气性吼声，即鸡鸣样的回声，最后倾吐痰沫而止为特征。

【饮食原则】

● 宜选择具有清肺、化痰、止咳作用的食物，如梨等。

● 宜选择摄入细、软、烂，易消化吸收和吞咽的半流质食物。

● 宜摄入富含优质蛋白的食物，以保证营养供应。

养生食疗方

奶香麦片粥

【材料】粳米100克，鲜牛奶500毫升，麦片50克，白糖适量。

【做法】将粳米洗净，与适量清水同放入锅中，大火煮沸后转小火煮至粥稠，加入麦片，以中火煮沸，再加入鲜牛奶，搅拌均匀，熟后以白糖调味即可。

特效偏方·验方

百部蜜方

【配方】百部10克，蜂蜜2匙。

【做法及用法】将百部煎汤，加入蜂蜜炖服，每日2次。

药蛋·药醋

金钱草蛋方

【配方】金钱草30克，蜂蜜60克，鸡蛋1个。

【做法及用法】将金钱草煎汁，趁热打入鸡蛋，接着调入蜂蜜炖服，每日3次。

美味药膳

芝麻花生蜂蜜汤

【配方】白芝麻、蜂蜜各50克，花生30克。

【做法及用法】将白芝麻、蜂蜜、花生一起加水煮汤。每日1次，连服3~5日。

小儿麻疹

小儿麻疹是一种由麻疹病毒引起的具有高度传染性的急性出疹性传染病。通常以春冬季节多见，易感人群大多为6~8个月及以后的婴幼儿。

【主要症状】

临床以发热、结膜炎、流泪畏光、麻疹黏膜斑和全身斑丘疹、疹退后有糠麸样脱屑及棕色色素沉着为主要特征。

【饮食原则】

- 饮食宜清淡，以流质或半流质饮食为适宜。
- 可以适当辅以具有清热作用的绿豆汤。
- 忌食生冷、油腻和辛辣的食物。

养生食疗方

胡萝卜荸荠汤

材料 胡萝卜、荸荠各250克，白糖适量。

做法 1 胡萝卜榨汁，备用。
2 将荸荠洗净，去皮后洗净切块，与胡萝卜汁一起加入锅中煮汤，汤熟后加入白糖煮开即可。

特效偏方·验方

芦根牛蒡汤

配方 鲜芦根30克，牛蒡子10克。

做法及用法 将以上2味加水煎汤，去渣取汁，温服。

药茶·药酒

麻疹糯米酒

配方 糯米酒125毫升。

做法及用法 将以上1味隔水炖温，趁热温服。

功效 透疹。适用于小儿麻疹初起。

药蛋·药醋

水煮鸽蛋方

配方 鸽蛋2个。

做法及用法 将鸽蛋加水煮熟，在麻疹流行期间可连服3~5天。

功效 补虚，解疮毒、痘毒。适用于预防麻疹。